ガンは食事で治す

医学博士、国際自然医学会会長
森下敬一

KKベストセラーズ

ガンは食事で治す

はじめに

私は、「ガンは食事で治せる」と自信を持って申し上げます。

しかし、現代医学による「ガン」の知識を持っている方たちは、たいてい「にわかには信じられない」というような顔をされます。二〇世紀以降、長足の進歩をとげたといわれる現代医学においても、いまだにガンは「不治の病」であり、その発病のメカニズムさえ解明されていません。それを頑なに信じている方たちにとっては、ガンはこの世で最も怖い病気であり、即「死」をイメージさせるものなのでしょう。

そんな状況の中で、私が院長を務める『お茶の水クリニック』には、現代医学に見放され「余命数ヵ月」と宣告された患者さんたちが大勢来院されます。

そういった方々に、私は新しい血液生理学をベースにした自然医学による「ガン食因説」のお話をし、その理論に基づいた「ガン食治法」である玄米中心の「自然医食」を指導してきました。その結果、現代医学的療法の侵襲の大小によりますが、八割以上の方がガンを克服して元気に生活しておられます。

ここでは、その一例をご紹介しましょう。

長野県在住のAさんは、ひどい腹痛で病院に駆け込んだところ、即、手術となり、上行結腸をすべて切り取ったにもかかわらず、悪性の大腸ガンで余命半年と宣告されました。

しかし、余命が半年でも、病院は患者さんを自由にはしてくれません。Aさんには二五本もの抗ガン剤投与の予定が組まれました。
二、三本の投与が終わったとき、そのあまりのつらさにAさんは「これは何かおかしいのではないか?」と感じられたそうです。
そのとき、親戚の方に私の著書を紹介され、逃げ出すように病院を退院して、『お茶の水クリニック』で受診されました。手術から一ヵ月後だったそうです。

当時、Aさんの体の衰弱は激しく、駅からクリニックまでの坂道を、奥様やお義姉様に支えられて、やっとの思いで歩いて来られたと話しておられました。

しかし、Aさんは、患者さんとしては極めつきの優等生で、食事療法をきちんと実行され、同時に軽い運動も始められた結果、五ヵ月目にはすっかりガンが消えていました。

その後もAさんは、玄米中心の自然医食を続けられ、現在も元気に過ごしておられます。

このAさんのような患者さんを、私はたくさん診てきました。そして、ガンを手術や放射線、抗ガン剤治療でなんとかやっつけようとしながら、その実、患者さんの体力と自然治癒力を奪い、死に至らしめる現代医学に警鐘を鳴らし続けてきました。

現代医学が、なぜ、このような間違いを犯しているのでしょうか？　それは、誤った「ガンの発生原因」などによる治療方法の間違いであり、「体の臓器に不具合が生じれば、切除するなり、取り替えてしまえばいい」という人間の体を機械と同じようにしか捉えられない短絡的で幼稚な発想によるものです。

人間には本来、病気になっても体を修復させる能力「自然治癒力」が備わっています。

そして、それこそが生きている証でもあります。

ですから、医者とは本来、科学的な思考に基づき、病気の原因を徹底的に追究し、患者さん自身に備わっている修復能力をいかに迅速に発揮させるか、そのためにはどんな方法があるか？ということを考えるのがその役割のはずです。

ところが、現代医学の世界では、検査をして、数値によって病名を診断し、薬を処方・投与することだけが目的になっています。それで症状が良くなったとしても、それは、一時しのぎにすぎず、慢性病に苦しむ人を大勢生んでいます。その証拠に、病院の数と病人の数は比例しているといわれています。

ガンに関しても、現代医学によるこういった一時しのぎにして無理な治療が、どういうわけか「ガンの正統療法」としてまかり通っています。

しかし、そういった治療の矛盾点に気づきはじめた一部の医者や研究者たちによって、現代医学とは違った方向からのアプローチによるガンの書物が上梓され、本屋さんの店頭に並んでいます。これは、大変喜ばしいことです。

ガンは不治の病ではありません。

その真の原因を知り、食治法を実行すれば、決して治らない病気ではないのです。

現代医学では、予防と治療を分けて考えますが、私はこれらは同一のものであると考えています。ですから本書は、今はまだ発病してはいないけれど、ガンを予防したいという方々、ガンと告知されたけれど、どうしていいかわからないという方々の双方にお役に立つと信じています。

ガンを消して健康な体に戻るためには、まず「ガンは治らない」という現代医学の常識を捨て、本書でガンの正しい知識と治療法を知ることから始めてください。

それこそが、真にガンに克つ、ガンを予防する方法であることを、ここに断言いたします。

森下敬一

ガンは食事で治す —— 目次

第1章 間違いだらけのガン知識

第２章 発ガン条件のいろいろ

第3章
ガンを生む食事

第4章 ガンを消す食事

第５章

ガン治療の実例

――患者さんの体験談

第6章　不治の病など、ありません

編集協力――中川和子

第1章

間違いだらけのガン知識

「ガン大国」日本

最近、保険会社のテレビ・コマーシャルでも流されているように、ガンの患者さんが増え続けています。一九八一年、脳卒中を抜いてガンが日本人の死亡原因のトップになって以来、四〇年近くこの順位は変わっていません。平成二九年のデータで見ますと、この年、亡くなった方は一三四万三三九七人ですが、そのうちガンで亡くなった方は三七万三三三四人で、実にほぼ三分の一の方がガンで亡くなっていることがわかります（厚生労働省『平成二九年人口動態統計』より）。しかも、この勢いはとどまるところを知らず、今後もガンは増え続けると予想されています。

このような「ガン大国」は、世界中見渡しても日本以外にはありません。

なぜ、こんなことになってしまったのでしょうか？

それは、西洋医学をベースにしている現代医学が、ガンの発生原因や増殖について何ら正しい知識を持たず、間違った治療方法でガンと闘おうとしているからです。そして、それがかえってガン患者を増やしてしまうことになっているのです。医療システムが整い、病院に通いやすいという環境にある日本において、ガン患者が増え続けているという事実は、まったく皮肉としか言いようがありません。

私のクリニックに駆け込まれる方は、ほとんどがガンの患者さんで、病院で「余命半年」などと宣告され、ワラにもすがる思いで私のところを訪ねてこられます。そういう方たちを診るたびに、現代のガン治療、同時に現代医学の方向性の誤りと限界を感じ、憤りさえ覚えます。

間違いだらけの発ガン理論

現代医学では、そもそもガンがなぜ発生するのか、なぜあっという間に増殖するのかすら、解明できていません。それゆえ、無鉄砲ともいえる治療を行っています。彼らの言い分はこうです。

「人間の体を構成する細胞は毎日毎日生まれかわっている。多くの細胞が死に、そのかわりに一つが二つに分かれる細胞分裂によって、新しい細胞が誕生する。その際、もとの細胞の遺伝子の情報が正確にコピーされなければならないが、時々コピーミスが起こり、その積み重ねや何らかの原因によって突然変異が起こり、ガンが発生する。本来なら、免疫細胞がそのガンを殺してくれるはずなのだが、年齢とともに免疫細胞の力が弱ってくると、ガンを殺し損ねてしまう。それゆえ、ガンは高齢になるほど発病する確率が高い。世界一の長寿国である日本に、ガン患者が多いのはしごく当たり前のことである。いったん体の中にできたガンは、殺してしまわない限り、無制限に細胞分裂を繰り返し増殖する。そのため、早期に発見し、早期に治療することが大切である」

この理屈が正しいならば、高齢者はみんなガンになってしまいます。それに、マスコミでしょっちゅう報道されているような、ガンで亡くなった著名人の方々は、必ずしもすべての方が高齢者ではありません。四十代、五十代の方も大勢いらっしゃいます。その方たちのガンを、いったいどう説明するのでしょうか?

ちなみに私のクリニックの患者さんたちを見ても、決して高齢者ばかりではなく、いわゆる働き盛りの四十代ぐらいの方もたくさんいらっしゃいます。そもそも現代医学におけるガンの発生原因は、十九世紀のドイツの病理学者、ルドルフ・フィルヒョウが唱えた「細胞は、必ず細胞分裂によって、細胞から生まれる」という考え方がベースになっています。

私は、この考え方が根本的に誤った固定観念であると徹底的に批判してきました。「細胞は、必ず細胞分裂によって、細胞から生まれる」のであれば、ガン細胞はなぜ、発生するのでしょうか？彼らは「何らかの原因によって、正常な細胞が突然変異する」という非科学的な理由をつけています。

しかし、その変異のプロセスを解明していくことが科学の役割であり、ガンという病気を克服するためのスタートであるはずです。それを「突然変異」などという都合のいい言葉でごまかし、「ガンは誰がなってもおかしくない病気だ」という恐怖心をあおっているのです。

私は大学の研究室時代、何十年にもわたって顕微鏡をのぞき、正常細胞やガン細胞の観察を続けました。ところが、ガン細胞が分裂するところなど、ただの一度も見ていません。このことから、現代医学のガンの発生原因の「定説」に疑問を持ち始めたのです。

有限の体内で「無限の増殖」などあり得ない

次に、「ガンはどのように増殖するのか」という問題ですが、この点においても、現代医学は間違った考え方をしています。いかにガン細胞とはいえ、もとは人間の体細胞の一種なのですから、無限に増殖することなどあり得ません。

実際、ガンの転移という話はよく聞きますが、全身がガン細胞に埋め尽くされたなどという例は一つもありませんし、見たこともありません。ガン細胞が人間の体の中で増殖するものである限り、あるところまでくれば必ずストップします。有限な体の中に、無限に細胞が増殖し続けるなどということは考えられません。

それに、ガン細胞が細胞分裂の繰り返しによって増えるというのなら、細胞の形は同じか、似た形であるはずです。

ところが、顕微鏡で見ると、ガン細胞（とくに腹水ガンや白血病などの細胞）の形はてんでバラバラで、決まっていません。むしろ、同じような形のもののほうが少ないのです。これでは「細胞分裂説」の説明ができません。

第2章で詳しくご説明しますが、私はガン細胞は赤血球もしくは白血球（リンパ球）の融合化成によってできると考えています。

私は一九六〇年代からこの説を唱えていますし、ヨーロッパでも、同じ説が発表されています。

フランスでは、一九六五年、当時フランスの医学アカデミーの会員であったベルナール・アルペルン教授が、フランスの欧州最大の週刊誌『パリ・マッチ』に「ガンはガン細胞のたね（種）の細胞――これは恐らく私の言うリンパ球――の融合によってできた」という説をほぼ全ページにわたり顕微鏡写真とともに発表しています。

これ以外にも、多くの学者たちが、現在のガンの定義に疑問を投げかけ、研究を続けています。科学的な合理性をもって、ガンのメカニズムを解明しようとすればするほど、現在のガンの定義には、矛盾点が多いからです。

しかし、一般的には多くの方々がその矛盾だらけのガンの定義を信じ、治療を続け、命を落としておられます。そこに現代医学の犯している罪の深さを感じざるを得ません。

現在の治療方法でガンは治るか

私が『国際自然医学会』と『お茶の水クリニック』を創設した一九七〇年から、現在にいたるまで、現代医学によるガン治療の方法はほとんど変わっていません。

彼らの行うガン治療の柱は、三つ。それは「手術」「放射線」「抗ガン剤」です。

これらがどれほどガンの治療として不適切であるかを、ここでご紹介していきましょう。

まず、ガンになってしまった部分を切り取ってしまおうというのが「手術」です。

ただでさえ弱っている体にメスを入れ、ガンになっている臓器を切り取ってしまうというのですから、体に対するダメージは大きく、万が一、手術よって快方に向かっていくようにみえたとしても、臓器の機能が落ち、ガンになる前と同じような生活は望むべくもありません。

手術療法が行われる代表的なガンは「胃ガン」ですが、胃を全摘したり、半分以上切り取ったりすれば、その後の食生活に支障が生じることは、多くの方が知っておられると思います。

そもそも現代の医学では、ガンが一センチぐらいの大きさにならないことには、検査で発見することができません。「手術をして、ガンができた悪いところをすべて取り去ったと思っていたのに、再発した」あるいは「転移していた」というのはよく聞く話です。小さなガンは見つけることができず、手術でも取り残してしまう。これでは意味がありません。さすがに、外科医たちも手術による患者さんの体のダメージを知っているので、ガンが転移しているとわかった場合は、原則として手術は行いません。そのため、転移している場合は基本的に、「残念ですが手遅れです」という話になり、患者さんは見捨てられるのです。


次に「放射線治療」です。

近年、とくにこの治療分野は進んできており、健康保険ではカバーされない「高度先進医療」は、放射線治療の一種です。ガンに放射線をかけて焼き切ってしまうという方法は、とくに手術をしたくない場所、たとえば、乳ガンや喉頭ガン、前立腺ガンなどの治療でよく行われます。

しかし、ガンの局所には効果があったとしても、その周りの正常な細胞にダメージを与えてしまうことは間違いありません。先の高度先進医療ですら、まだ、ガン細胞だけに放射線を当てるという技術は確立していません。それより何より、放射線がガンを発生させる恐ろしい条件であるということは、周知の通りです。そのため、この方法では、かえってガンを拡大させてしまうという結果を招きかねません。

最後の「抗ガン剤」については、その悲惨な状況を多くの患者さんが語っておられるので、皆さんもよくご存知だと思います。

最も古い抗ガン剤のひとつとして知られている「アルキル化剤」は、マスタードガスというドイツ軍が作った毒ガスをもとに、アメリカで開発されたものです。このように「猛毒」から出発している薬ですから、体に悪影響を与えないわけがありません。

ガン細胞への打撃には多少の効果があったとしても、正常な細胞にはそれ以上のダメージを与え、その結果、激しい嘔吐や脱毛、貧血などに悩まされることになります。それほど苦しい思いをしても、ガンを完全に退治することはできません。

それどころか、いろいろな抗ガン剤を使用するたびに、殺しきれなかったガン細胞は強力になり、パワーアップしていきます。

結局のところ、抗ガン剤だけではガンを治すことはできないにもかかわらず、手術や放射線という選択肢のない状態の患者さんが、数ヵ月の延命手段――になるかどうかわからない方法――として、抗ガン剤治療を選択せざるを得ないというのが実情です。

このように、どの治療法をもってしても、いまだに現代医学では、ガンを治すことはできないのが現状です。そのため「ガン」という病名を宣告された患者さんは、死の宣告を受けたのに等しいショックを受けることになります。

私は、このような現代医学の根本的な知識の間違い、それに基づく意味のない治療に対し、五〇年間以上にわたって警鐘を鳴らし続け、現代医学に見捨てられた患者さんたちを自然医学で救うことに全力を注いできました。

その理論の集大成が、次章からお話しする血液生理学をもとにした「自然医学」であり、ガンを治す「自然医食」です。

「自然医学」の考え方を理解し、「自然医食」を実行すれば、ガンは治らない病気ではありませんし、また、防ぐことも可能です。

そのためにはまず、現代医学による「ガンは治らない」という固定観念を捨て、「ガンは治る」「ガンは防げる」という希望と強い意志を持っていただきたいと思います。

第2章

発ガン条件のいろいろ

現代栄養学の誤り

現代医学の「ガンの定義」同様、現代栄養学にもさまざまな誤りがあります。現代栄養学は単なる食品分析学に終始しており、人間をクルマのように機械視している「人間不在の栄養学」としか言いようがありません。

本来、栄養学とは、食物が人間の体の中に入ってから、どのように処理されていくかといったプロセスを考える学問でなければならないはずです。人間の生理の実態に即して、食物と体の関わりを追究していくべきものです。

ところが、現代の栄養学は人間の生理などまったく無視しています。

食品個々の成分を分析して、そこに含まれているタンパク質やビタミンが、人間の体に「足し算」されるといった単純な発想でしか捉えていません。食品の成分が私たち人間の体において、そのまま栄養になっていくほど単純でないことは、常識で考えてもわかることです。

たとえば、同じ一枚のステーキを食べたとしても、それを食べてエネルギーが増した

（実はこれは錯覚ですが）と感じる人もいれば、胃にもたれてしまい、かえって調子が悪くなるという人もいます。また、のどを通すのがやっとで、数時間後に腹痛や下痢を起こす人さえいます。

このように食品の栄養効果とは、人それぞれに違うものです。

また、同じ人であっても、その日の体のコンディションによって効果は異なるのです。なぜならば、栄養の効果とは人が食物を食べ、食物が体と接触した時点で、初めて生み出されるものだからです。

それゆえに、その時々の体の状態によって、大きく左右されるのです。ですから、本物の栄養学とは「食品分析学」ではなく、「食物生理学」でなければならないのです。

ここに現代栄養学の大きな盲点があり、それが誤った食生活を推奨するという誤りを生んでいるのです。

意味のないカロリー信仰

現代栄養学における誤りを二つ指摘しておきたいと思います。

その一番目は、「カロリー信仰」です。

世の中は、老いも若きも「痩せ願望」が強く、ダイエットばやりです。雑誌やテレビ番組をみても「痩せる」という文字がない日はないといった調子です。

そして、そのダイエットの理論を支えているのは、現代栄養学の「カロリー」という数字です。

食物のカロリーを計算し、人が一日に摂取したカロリーよりも、消費されるカロリー量が多ければ痩せ、消費カロリーより摂取カロリーのほうが多ければ、消費されなかったカロリー分が脂肪として体に蓄積されて太る、という理屈です。交通手段の発達や、便利な機器類の発達によって、日常生活の中で体を動かす機会はどんどん減っています。そのため、消費カロリーを増やすことは難しく、痩せたい人は手っ取り早く、食物から摂取するカロリーを減らそうとします。

しかし、これも先にお伝えした栄養効果と同じ発想の産物です。

たとえば、ある食事の一例として、ごはん、ニンジンとホウレン草の油炒めを食べたとしましょう。

この場合、ごはんが一四〇グラムで二三五カロリー、同じくニンジンとホウレン草と油も何グラムで何カロリーという数字の合計が、食べた人の摂取エネルギーとして計算されています。

しかし実際の生体は、そんなに機械的ではないことは、先のステーキの例と同じです。

第一、同じニンジンでも、生育条件によって、成分組成は大きく違っているはずです。温室で育てられたもの、土壌の質、日照時間などによって、カロテンが豊富なニンジンもあれば、そうでないものもあり、カロリーも異なっています。

まったく同じメニューを食べたとしても、食べる人の精神状態も違えば、嚙む回数も異なるでしょう。消化液の分泌具合や活性度も人それぞれで、その日のコンディションによって変わります。つまり、食べる人の生理状態が千差万別なのですから、同じものを食べても、同じ摂取カロリー、同じ栄養効果が得られるわけではありません。そういう意味において、カロリー説もまた、単純な「足し算」によってしか食物を捉えられない現代栄養学らしい発想なのです。

食物と人間生理の関係の中で、いちばん大切な役割を果たしている器官は実は「腸」であると私は考えています。

あとで詳しくご説明しますが、腸の中の細菌の性状によって、食物の中に含まれる栄養成分を破壊してしまったり、逆に含まれない有効成分を合成したりすることもありま す。この腸内細菌の性状も、一人ひとり違うわけですから、「足し算」の発想によるカロリー信仰も、実はまったく無意味なのです。

現代栄養学のように、食物の効果を足し算で考えるという発想は、人間の体を機械的に捉えている証拠です。

それは、人間の体を「クルマ」と同じ次元で考え、「食物＝ガソリン」と捉えているわけです。この理屈でいけば、栄養の効果を高くするためには、クルマにハイオク・ガソリンを入れるように、栄養分析の数値が高いものを食べればいいということになります。

しかし、実際はそうではありません。

実は、これはタンパク質たっぷりの肉類やカゼイン（牛乳タンパク）の多い牛乳を摂りましょう、という話で、結果としてアレルギーや慢性病が引き起こされる原因ともなっているのです。

体の組成に見合った高タンパクが必要だから肉類も必要だとか、消費カロリーに見合ったカロリーを摂取しなければならないとか、一日にバランスよく三〇品目摂る必要があるとかいうのは、すべて現代栄養学の大きな間違いであり、人間の健康づくりにはまったく役立たない知識です。

消化作用とは「分解・吸収」ではない！

現代栄養学の間違いの二番目は、「消化作用」に対する認識の誤りです。

現代栄養学では、消化作用を「分解・吸収作用」と考えています。食物が体内で細かく分解されていき、栄養素であるアミノ酸やブドウ糖、脂肪酸、ビタミンなどとして吸収されていくとしています。

しかし、これは正しくありません。これは試験管の中で、食物に消化酵素を作用させたら、そういう変化が認められたという実験結果にしかすぎないのです。

人間の消化管の中で実際に起こっている消化作用は、基礎生理学や臨床医学の面から、さまざまな考察や実験を行うことによって初めて解明されます。

私が二〇年間の基礎生理学的実験研究とそれ以上の年月に及ぶ臨床医学の研究・実験を経て得た結論は、「食物は消化されることによって、その食物自体が赤血球になり、さらに体細胞に変わっていく」ということです。

簡単に言えば、食物（炭水化物＝タンパクになる前の段階）から、生命体（タンパク質）が合成されるのが「消化作用」なのです。

となりますと、消化管の中で行われている「消化」とは、「分解・吸収」ではなく、食物を取り込み、健康な体を維持するための元になる生命体をつくり出す作業、つまり「組立作業」なのです。

これらの二つの誤解、つまりカロリーと消化についての間違った考えをきちんと正しておかなければ、真の健康な体をつくることはできないのです。

体質には「陰性」と「陽性」がある

現代医学や現代栄養学においては、人間個別の体質というものを一切考慮せず、画一的な治療と画一的な栄養分析をベースにしています。

しかし、本来は、人間の体の生理そのものの実態に即して、食物の摂り方を考えていかなければなりません。

その中で、最初に考えておくべき事柄は、人間の生理機能全体のバランスをとるための食物摂取を行うことで、それが本当の意味で栄養のバランスをとるということに他なりません。


それにはまず、私たちの体のことを知るところから始めなくてはなりません。

人間全体を眺めてみると、大きく二つの体質に分けることができます。昔から東洋哲学において「陰・陽」といわれている思想、東洋医学の世界でいわれる「陰性体質」と「陽性体質」という分類です。

陰性、陽性のどちらであっても、その方向への偏りが大きくなればなるほど、健康な状態からは遠ざかっていきます。

つまり、陰・陽の中間である「中庸」こそが完全に健康な状態であり、そこに近づいていくほど望ましい健康体になるわけです。ですから、体質の中庸化をはかっていく必要があるのです。

では、まず「陽性」の体質についてご紹介しましょう。

陽性体質は、活性度の高い体質のことをいいます。基礎体温が高く、血液が濃く、行動的で性格的にも積極的なのです。

一方の「陰性」体質は、活性度が低い体質のことをいいます。基礎体温が低く、血液が薄く、性格的におとなしく、行動も控えめです。冷え症に悩む女性に多くみられる体質です。

健康な状態とは、このどちらにも偏らない中庸な状態ですが、現代人の体質は、総体的に「陰性」に傾きつつあります。病気になるということは、体質のバランスが崩れていることで、以前は、陽性に傾きすぎの人が病気になる傾向が強かったのですが、現在は、陰性に傾きすぎている人が、慢性病に苦しむ傾向が顕著です。

ガンをはじめ、腎臓病、肝臓病などは、いずれも陰性体質の人に多い病気です。

体を冷やす、現代人の食生活

では、なぜ、現代人の体が「陰性」体質に傾いているのでしょうか?

【陰性体質の人の特徴】

活性度が低い	家にいるのが好き。 戸外での運動や社交が苦手。 肉体的疲労を感じやすい。
基礎体温が低い	冷え症。寒がり。
血が薄い	貧血気味。血圧は低め。
性格はおとなしい	内向的な人が多い。
行動はひかえめ	慎重、優柔不断な面がある。
酒を飲んで青くなる。	自律神経が、 より防御的に働きやすい。
風邪をひくと脱力感が強まる	マイナス因子が加わると、 生命活動のボルテージが下がる。

【体質の陽性化をはかるには】

積極的に摂りたい食品	
根菜類	ニンジン、ゴボウ、レンコン
ネギ類	ワケギ、ネギ、ニンニク
漬物	タクワン、みそ漬け
野草	ヨモギ、タンポポ
海藻	塩昆布、ワカメ
イモ類	ジネンジョ、ヤマイモ

極力避けたい食品
果物、水、砂糖

(『自然医食のすすめ』〈森下敬一著、美土里書房〉139頁を参考に作成)

まず、生活習慣の変化があげられます。平日はオフィスにこもっての事務的作業に従事する人が大半。肉体労働的な仕事は一部の職種に限られています。さらに、テレビやパソコンなどの普及で、余暇も室内でおとなしく過ごす人が増えて、明らかに運動不足に陥っています。

加えて、冷暖房の普及で、自分の体温をコントロールする機能（自律神経機能）が低下しています。本来、たっぷり汗をかくはずの夏に、冷房が効きすぎたオフィスで風邪をひいた、冷え症がひどくなったという話は本当によく耳にします。

つまり、現代人は冷える環境、体温が下がる陰性体質に傾く環境に置かれているというわけです。

それだけではありません。現代人の食生活も、体質の陰性化を助長する要素ばかりが揃っています。

たとえば果物です。昔は果物には旬があり、その時期しか食べられないものが多かったのですが、今は外国からの輸入品や温室で育てられたものが多く出まわり、一年中いつでも食べられるようになりました。

それがどうして問題かと言いますと、果物には暑い時期（地方）に実るものは体を冷やし、逆に寒いところに生育する果物は体を温める働きがあります。

たとえば、現在では一～二月によく見かけるようになったイチゴ。本来の旬は、四～五月頃です。つまり、夏に向けて、少し暑くなってきた頃に食べる果物なのです。ということは、「体を冷やす」果物だということを意味しています。それを一～二月に食べるようになっているのですから、体が冷えないわけがありません。

パイナップル、メロンなどの南国産の果物もそうです。これらはいずれも暑い国や地方で穫れるもので、水分を多く含み、体を冷やす果物です。

このように、野菜や果物の旬が忘れられ、その食材を本来摂るべき時期ではなく、いつでも気軽に食べられる。ここに体を冷やしたり、本来の生理的バランスを崩す、ひとつの要因があります。

水分の摂りすぎが冷えを呼ぶ

食物の旬の問題以上に、体質の陰性化を進めてしまうのが「水分」の摂りすぎだと私は考えています。

日本はとても便利な国で、道を歩けば自動販売機があり、お茶や水のペットボトルや缶ジュースなどの清涼飲料水が手軽に買えます。また、現代栄養学では「一日に二リットルぐらい」などという摂取の目安を喧伝しています。水は人間の生理機能を維持していくためにはとても大切なもので、適度にとる必要があります。

しかし、一人ひとりに必要な水分量は、その人の発汗量や尿の量などによって変わってくるはずです。

どうして、なんでも十把一絡げの発想で、量を決めるのでしょうか？

人間には代謝を促すため、体を保持するために、水分が必要です。しかし、必要以上に体内に入った余分な水分は、汗や尿で排出されなければ、体内にたまってしまいます。手足がよくむくむという人は、たいてい水分を摂りすぎています。

そもそも水は、外界の温度に近づく物質です。

たとえば、火で熱すればお湯になりますし、冷やせば氷になる。となると、冬に水分を摂りすぎ、体内に余分な水分がたまると、水の特性として寒い外界の温度に近づこうとしますから、必然的に体内の水温も下がり、体を冷やすことになります。人間の体温はだいたい三六度～三七度のあいだで、それより外気温が高くなることはそれほど多くありませんから、ほとんどの場合、体内にたまった水が体を冷やしてしまうのです。

では、お湯ならいいのかといえば、飲んだ直後は体が温かくなるかもしれませんが、時間がたてば冷めてしまうので、水と同じことになります。

暑い夏場は、汗をかき、水分を補給するのは大切なことです。しかし、冷房の効いた室内でアイスコーヒーを飲むというのでは、どうしても体を冷やしすぎることになります。体を冷やせば体温が下がり、体質は陰性に傾きます。

この原理を知って、水分を摂りすぎないように気をつけましょう。一日に無理に二リットルも摂るのではなく、のどが乾いた時に適度に摂る。それが自然であり、その人にとっての必要量なのです。

「骨髄造血説」のウソ

現代医学と現代栄養学の誤りを指摘してきたのは、その誤りの上に立った治療や食事指導が行われている限り、ガンに苦しむ方々を救うことはできないからです。

そこで、もう少し、現代医学の重大な誤りについてお話をしておきたいと思います。

それは、「血液は骨髄で造られる」という定説です。この誤りを正さないことには「ガンは食事で治せる」という私の話の信性が疑われてしまうでしょうから。

現代医学では、「血液は骨髄で造られる」という説を正しいとし、それを学校でも教えています。

しかし、私は、早い段階からこの説に疑問を持っていました。少しそのお話をしておこうと思います。

もっとも原始的な原生動物のアメーバやゾウリムシなどを除いて、すべての動物たちは血液の構成要素である血球を持っています。骨がないイカやタコにも血球は存在しますし、イソギンチャクやヒドラなどの腔腸動物、ミミズやゴカイなどの環形動物でさえ、血球（または血球様遊走細胞）を持っています。

血液（血球）が骨髄で造られるとするならば、これら骨のない動物の血液はいったいどこで造られているのでしょうか？

こんなことを考えていた私は、ある日、新宿御苑の池で食用ガエルの大きなオタマジャクシを見つけ、研究室に持ち帰り、早速、その血液を調べてみました。後日、カエルについても同様のことを行いました。すると、驚いたことに、オタマジャクシもカエルも、ほとんど違いは見られなかったのです。

ご存知のように、オタマジャクシには手足がなく、造血を行うはずの骨髄といえるものは、体全体でもごくわずかです。にもかかわらず、手足がしっかり形成されているカエルとほとんど血液の状態は変わりません。唯一、オタマジャクシの血液には、卵生時代の名残りである卵黄球という物質が見られるだけでした。オタマジャクシとカエルの血液が同じなら、同じ組織で、同じシステムによって血液が生み出されているはずです。オタマジャクシのときは別のところで造血され、カエルになったら骨髄で……というのは、生命において最も大切な「造血」という作業が、その動物の個体において、ある時期からまったく別の場所（臓器組織）に引っ越すという考え方で、どう考えても不自然ではありませんか。

こうした実験結果によって、ますます「骨髄造血説」に疑いを持った私は、今度は人間の血液を調べ始めました。

当時、私がインターンとして住み込み勤務していた病院は、旧陸軍の病院で、第二次世界大戦で負傷され、帰還された傷痍軍人の方々が数多くいらっしゃいました。その中には、不幸にして、両手両足を切断された方もおられました。両手両足がないということは、人体の全骨髄組織の九〇パーセント以上を失っているということです。だとすれば、この方たちは造血が難しく、極度の貧血状態にあるはずです。

そこで私は、両手両足を失われた何人かの方にお願いしてご本人の許可をいただき、血液を調べさせていただきました。その結果は、貧血どころかまったくの正常値の範囲であり、赤血球にいたっては、一般の方たちよりも一〇パーセントも多かったのです。

私はこうした事実を確認できたことで、いよいよ「骨髄造血説」は間違いであるという確信を抱くに至ったのです。

血液は腸で造られる——造血のプロセス

では、血液はいったい体のどこで造られるのでしょうか?単細胞である原生動物は、一個の細胞の中で生存に必要な作業の一切を行っているので、これは除外するとして、それ以外の動物の体をみていきますと、体を構成している共通の要素は「体組織」と「消化器」と「血球」の三つになっています。

【腸と血液のしくみ】

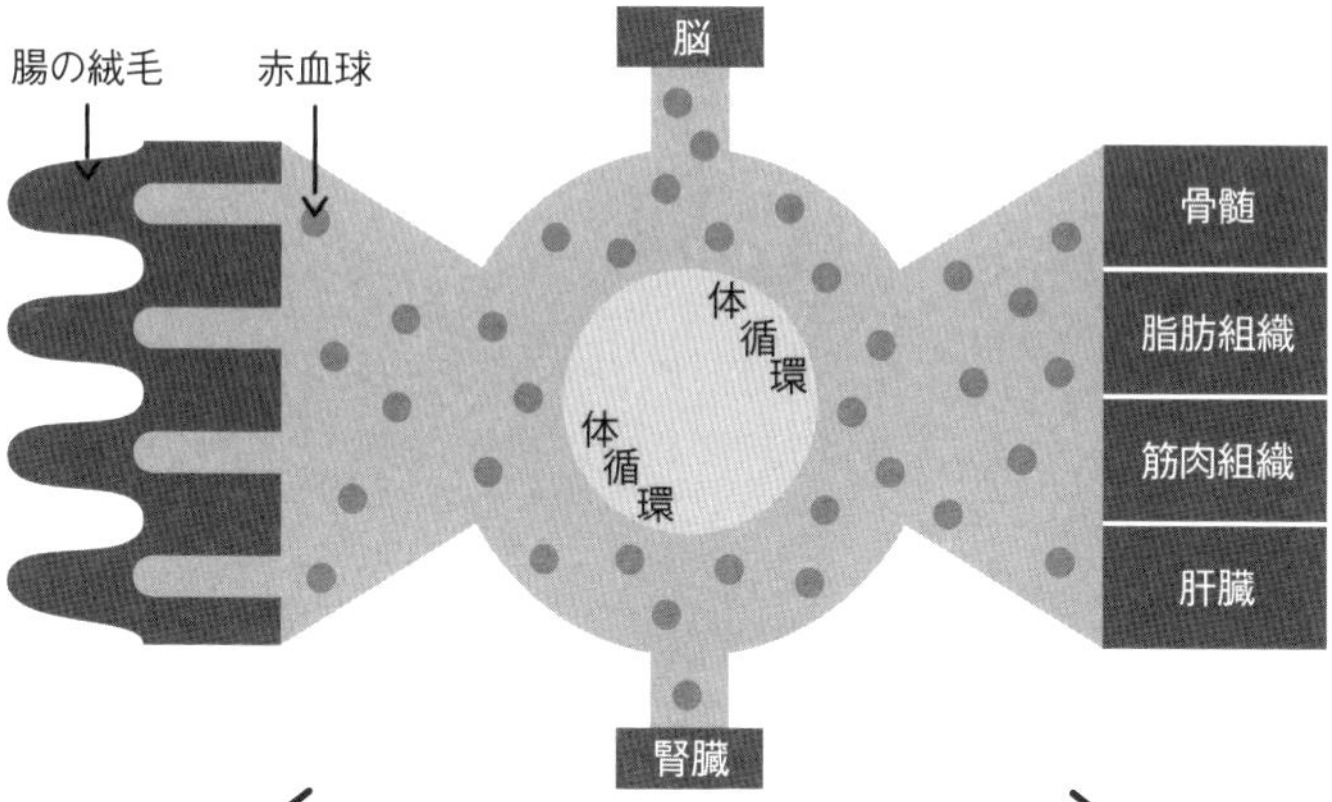

（『ガン「消去法」』〈森下敬一著、自然の友社〉48頁に拠る）

この図は、私たちの体の中の血液の動きを模式的に表したものです。図の左側の白いひだ状のところは、腸の壁の絨毛組織で、ここで食物を材料として赤血球が造られます。

この赤血球は、血液の循環によって全身のさまざまな臓器・組織の細胞と接触し、しだいにその組織の細胞に姿を変えていきます。

長い間、食べ物を摂らなかったりして、腸に赤血球の材料が送られなくなると、今度は逆に、こうした組織細胞（特に骨髄、脂肪組織、筋肉組織、肝臓細胞など）が、赤血球に戻ります。こうして、循環する血液中の赤血球数は、いつも一定に保たれるのです。

この場合、脳や腎臓の細胞も同じように赤血球に逆戻りしますが、そうなる時期は、ほかの組織細胞に比べてずっと遅いのです。これは、私たちの体が、最も大切な脳や腎臓の細胞を極力破壊から守って、その働きを最後の最後まで保持しようとするためと考えられます。

動物の体が存在しているということは、骨や内臓や皮膚などを構成する「体組織（体細胞の集合体）」がありますし、その動物が生きていくためには食物を摂り入れる必要があるので、その処理器官として「消化器」があります。

そして、その「体組織」と「消化器」を有機的につなぎ、栄養を補給し、動物の体全体が統一のとれた生命活動を営めるようにするのが、「血球」という存在です。

「血球」があるということは、その血球を造る「造血器官」がどこかにあるはずで、それは、「体組織」か「消化器」のどちらかということになります。「食物を摂り入れて、体を造る」という順序から考えると、「血球」を造り出すのは「消化器」しかないという推測が成り立つわけです。

「骨」という組織が出現するのは、動物の進化がかなり進んでからの話になります。先にも触れましたように、「造血」という重要な機能を果たす場所が、途中から引っ越すのは難しいのですから、「造血器官」は「消化器」と考えるのはごく自然な流れなのです。

私はこの「造血は骨髄ではなく、消化器官で行われる」という仮説を立証するために、大学の研究室でさまざまな実験を行い、「血液は腸で造られる」という結論を導き出しました。

腸粘膜はアメーバ

腸の働きをご説明する前に、現代医学が唱えている腸の働きについて確認しておきましょう。

現代医学では「食物は胃腸の消化酵素によって、アミノ酸やブドウ糖といった小さな分子に分解され、小腸粘膜を通過して、血液やリンパの流れに乗って、栄養分として体の各部に運ばれていく」としています。

要するに、腸粘膜は、不要な残りかすと必要な栄養素とを分ける濾紙のような、静的な役割の膜であると捉えています。

ところが、実際の腸粘膜とは、そのような受動的な組織ではありません。腸粘膜がどのような働きをしているかを明らかにするために、私はウサギを用いた実験を行いました。

ある期間、断食させたウサギを解剖して、その腸粘膜を詳しく調べました。ウサギは餓死寸前になると、自分の体毛をむしって食べたり、自分が入れられている木箱をかじったりしますので、解剖すると、腸の中に体毛や木片がたくさん見られます。

腸のいちばん内側で、食物と接する粘膜には突起があり、その突起が腸内に向かって絨たんの毛羽のようにたくさんはえています。この突起をもった腸粘膜を「腸絨毛組織《ちょうじゅうもう》」といいます。現代医学がいうように、腸の粘膜が受動的で静的な組織であれば、ウサギの腸の中の体毛や木片は、絨たんにたまったホコリのように、腸絨毛と腸絨毛のあいだに入り込むことはあっても、腸絨毛組織の細胞に取り込まれるようにはなっていないはずです。

ところが、実際には、体毛や木片は、腸絨毛の組織に食い込まれるように、組織の中にしっかりと取り込まれていたのです。

単細胞の原生生物、アメーバやゾウリムシは、体全体で食物を包み込んで、いつの間にか同化してしまうのですが、腸絨毛表面の絨毛上皮細胞もアメーバと同じように、ドロドロに消化された食物を自らの細胞内に取り込んで消化し、同化していくのです。

その後、上皮細胞の核は、絨毛の内奥組織に送り出されていきます。その核は、やがて数十個の赤血球を含んだ「赤血球母細胞」に変化発展するのです。「赤血球母細胞」

とは、文字通り、赤血球の母親の細胞です。赤血球母細胞が腸絨毛内の毛細血管に接触すると、そこから血管内に赤血球だけを放出します。放出された新しい赤血球は血流に乗って全身をかけめぐるようになります。

このように、腸では食物が分解・吸収されるのではなく、腸粘膜内に取り込まれた後、いろいろな要素の結合・変容によって、赤血球という新しい細胞が造り出されるのです。

これは大変重要な仕組みですから、もう一度、整理・確認しておきたいと思います。

❶食物は消化液の作用や腸の運動の影響で、ドロドロの状態になる

❷ドロドロ状の食物が、腸絨毛組織の表面にへばりつく

❸ドロドロ状の食物が絨毛組織内に取り込まれつつ、その場の細胞に同化してしまう

❹同化作用が完了した細胞の核は、絨毛内腔に押し出されて、その周りに細胞質がつけ加えられることによって赤血球母細胞に変わっていく

❺赤血球母細胞は、数十個の赤血球を胞子形成（酵母菌の繁殖過程）し、やがてその赤血球たちを絨毛内腔・毛細血管内に送り出す

このプロセスで、赤血球（血液）は造られていきます。ですから、繰り返しますが、現代医学の「骨髄造血説」はまったくの誤りなのです。

体を造るのは赤血球

腸で生まれた赤血球は、一つひとつは原始的な生命体ですが、フレッシュで生命力にあふれ、私たち人間の体を支えています。

現代医学では、赤血球のおもな働きは「ガスの運搬」だとしています。必要な酸素を体中の細胞に運び、また、不要な炭酸ガスを持ち帰るというわけです。赤血球はもちろん、このような重要な役割を担っていますが、決してそれだけではありません。

現代医学では「体の細胞は一つが二つに分裂し、さらにそれぞれが二つに分裂して四つになる」と考え、「細胞は細胞からしか生まれない」という固定観念から離れることができないでいます。

しかし、この固定観念を捨てて、細胞の動きを観察していますと「赤血球が体細胞に変わっていく」ということがわかります。いくつかの赤血球が寄り集まって、一つの体細胞（固定組織細胞）になっていくのです。

私はこの過程を何度も観察し、撮影にも成功しています。肝臓や腎臓などの臓器の細胞も、筋肉の細胞も、骨髄の細胞も、皮下脂肪の細胞も、あるいは、脳の細胞も、すべて赤血球が寄り集まってできているのです。

このように、食物を材料として腸において造られる赤血球、赤血球によって造られる体細胞という一連の流れを解明していきますと、結局、体を造っているのは食物なのだということがわかります。腸で誕生した新しい赤血球は、私たちの体のすみずみまで循環して、すべての体細胞に変わっていき、体を造っているのです。

つまり、食物が赤血球になり、その赤血球が体細胞になるのですから、「食が血になり、血が肉に変わる」と言ってもよいでしょう。

実はこれが非常に重要です。

それは、私たちが毎日とる食事によって血液の性状が決まり、体細胞の質も左右されることになるからです。ですから、健康な体を造り、維持するためには、毎日の食事がいかに大切かということがおわかりいただけると思います。

ガンの正体は「血液の汚れ」

現代医学では、ガンの発生原因を「何らかの原因によって、正常な細胞が突然変異を起こし、無制限に増殖するもの」と定義していることは、前にも申し上げました。

しかし、ガン細胞といってもそれは自分の体の中にできる体細胞であることに変わりはなく、そして体細胞は赤血球が寄り集まることでできるもの。その赤血球を消化器官において造っているのが、食物です。

つまり、ガン細胞といっても、それは自分の体の中にできる体細胞でありますから、その根源をたどれば「食物」ということになります。

スムーズに消化処理された食物は質のいい赤血球になり、健康な体細胞に発展していってくれるのですが、そうでない食物は、赤血球の性状を乱し、狂った働きをもった体細胞になってしまいます。

体細胞の狂い方は実にさまざまで、その中には「ガン」になる人もいますし、別の病気になる人もいます。

また、同じガンでも、胃ガンになる人もいれば、肺ガンになる人もいるどいうように、人によって発生する病態や部位が違っています。

この事実からみても、ガンは全身病であり、血液の病気ということができます。体内を流れている血液の酸毒化、簡単に言えば「血液の汚れ」がガンの正体なのです。

この血液の汚れは、腸の中のウィルスや毒素、それにバクテリアなどが、血液中に吸収されるために起こります。腸の中で異常発酵を起こしやすく、毒素やウィルスを作りやすい肉類の過剰摂取や腸内有用菌の欠乏などが、血液を汚していく条件の一つです。

次頁の写真を見ていただくとわかりますが、ガンの患者さんの血液は、カビ、バクテリア、ウィルス、炭素系公害物質（排気ガス）や化学物質などに汚染され、血球の生態像も大変悪くなっています。

そのいちばんの原因は、血液を製造する腸内が汚れていることです。

もっと具体的に説明しますと、腸内を腐敗させる動物性タンパク質（肉類、牛乳、卵）、白砂糖、白米、精白小麦粉、化学調味料などの摂取や、消化能力を超えるような食べすぎなどが原因となって、消化器官の処理能力が衰え、腸内に停滞した便が腐敗し、それによって発生した有害な腐敗産物が防衛能力の弱った腸壁をすり抜け、血流に乗って全

【血液生態画像で観察される血液像の一部】

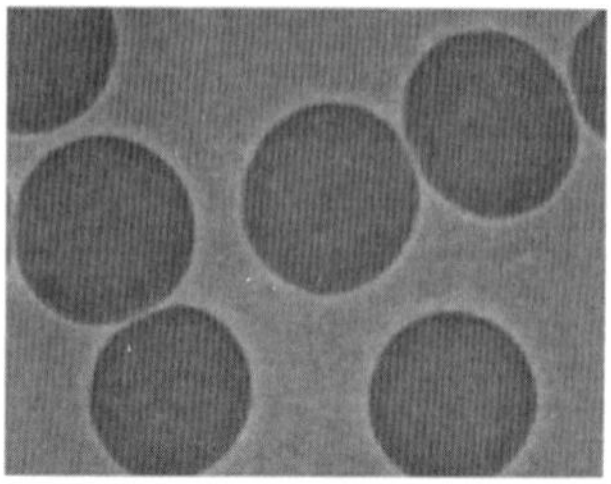

●**正常な赤血球**の写真。きれいな円盤形をしており、血球は一定の間隔を保っている。

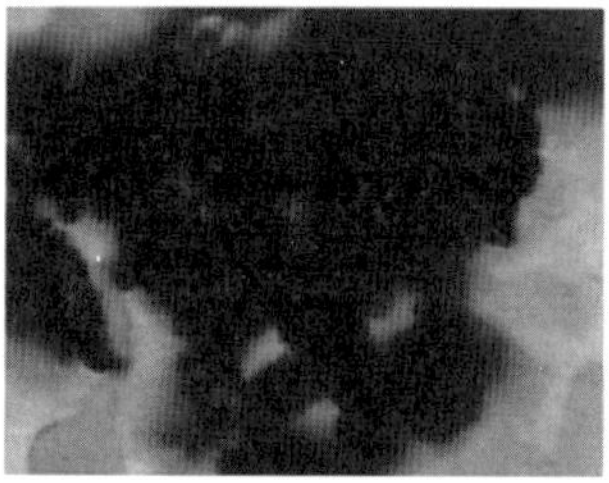

●血液中に、ディーゼルなどによる大気汚染の**公害物質**が見られる。

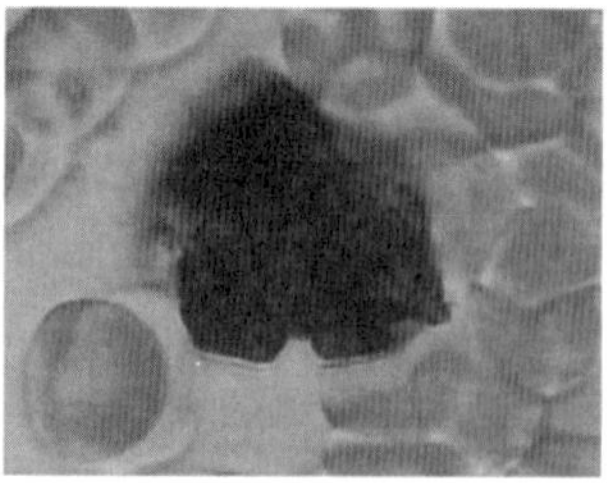

●腸の壁を通して、**農薬**だけが遊離して血液中に入る。

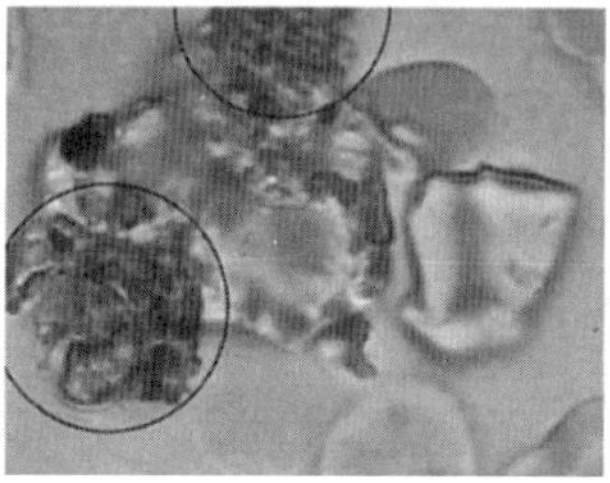

●血液中にある、**食品添加物**（円で囲んだ部分）。

身を巡り、各臓器にダメージを与えるのです。

この腐敗産物には、中毒死事故を起こすこともある硫化水素をはじめ、インドール、スカトール、アンモニア、メタンガス、アレルギー性皮膚炎や鼻炎の原因物質とされるヒスタミン、強力な発ガン性が指摘されているニトロソアミンなどといった猛毒物質が含まれています。

これらが一時的に大量に発生すれば、脳卒中や心臓発作を起こして、瞬時に命を奪うことになり、少しずつ発生し続ければ、ガンや慢性病の原因となっていくのです。

ガン腫は「血液の汚れ」の浄化装置

ガンの正体を解明していくと、血液の中に病原菌が入り、その毒素によって中毒症状を起こす「敗血症」の一種といえるかもしれません。「敗血症」はあっという間に体内に毒素が拡がって死んでしまう恐ろしいものですが、ガンの患者さんが多くなった昨今、ほとんど見られなくなりました。ということは、敗血症に対する応急処置的な役割を果たすためにガン腫（ガンと呼んでいる、でき物のような組織）が登場したのではないかと考えています。

ですから、ちょっと逆説的な言い方かもしれませんが「ガン（腫）は本当のガンではない」のです。

血液が汚れているときに、体内の酸素の需要や供給のバランスが崩れ、酸素が足りない部位や抵抗力の弱いところにその適応反応（解毒・浄血延命装置）の一つとして、ガン腫ができるのです。ですから、本当は、ガン腫そのものが「ガン」なのではなく、その原因となっている「血液の汚れ」そのものが、ガンというべきなのです。

したがって、ガン腫は「体の血液が汚れているから、今のうちに何とかしないと死んでしまうぞ！」という警告を発してくれている、ありがたいシグナルでもあるのです。

にもかかわらず、現代医学は、このシグナルでもある浄血装置のガン腫を目の敵にして、手術で切除したり、放射線をかけたり、抗ガン剤で殺そうとしたりしているのが実状です。

これは大変な誤りです。

繰り返しますが、ガンが発生するのは、ガン腫を作るに至った全身的な背景、つまり「血液の汚れ」が原因なのです。

ですから、この「血液の汚れ」を何とかすることこそが、ガンの根治療法なのです。

ガンを治すのは食事

ここまで、ガン発生のメカニズムをご説明してきました。

ガン腫は「血液の汚れ」によって発生する異常化した体組織です。

われわれの体には「食物が腸で赤血球になり、体の各器官・組織に運ばれ、そこで体細胞に変わる」という基本的な仕組みがあります。その流れの中で、「腸から吸収された毒素」や性状がおかしくなった赤血球、つまり「汚れた血液」が体内を巡るようになると、その人の体の最も弱った組織がしだいにガン腫化するというわけです。

こう考えていくと、まず、ガンのスタートは食物にあるのです。つまり、血液を汚さないような食物を摂って、造血器官である腸の中をいつも健康な状態に保っていれば、ガンになることは防げるわけです。

もちろん、人間の体の中では常に新陳代謝が行われているので、ガン腫ができた場合でも、血液の中から毒素を排除しキレイにしていれば（浄血）、ガン腫は自然に消えていきます。

「ガンを治すポイントは、食事にあり」

これが私の五〇年来の結論です。

次章から具体的に、ガンを発生させる食物と、逆に消してくれる食物について、詳しくお話をしていきましょう。

第３章

ガンを生む食事

ガンを発生させる食物群

人が生きていくためには食物による栄養補給が欠かせません。

しかし、健康に生きるためには、口にする食物を慎重に選ぶ必要があります。それは、第2章でご説明したように「食物は血となり、血は肉となる」からです。現代栄養学の「常識」に惑わされることなく、まずは、ガンの原因となる食物を口に入れないことが肝要です。

この章では、ガンを発生させる食物、つまり、食べてはいけない食物について解説していきます。

はじめに、ガンを作る食物を列挙してみましょう。

動物性タンパク食品――肉、牛乳、卵と、これらの加工品（ハンバーグ、ハム、チーズなど）

精白食品――白米、白パン、精白小麦粉製品（ラーメン、うどん、パス

タ、ピザ、スナック菓子など）

化学調味料類――化学塩、化学調味料、だし類など

白砂糖食品――白砂糖、チョコレート、アイスクリーム、ケーキ類、市販の総菜類

食品添加物入り加工食品――結着剤・人工甘味料入りのかまぼこ・はんぺん類、保存料入りのみそや醤油、人工着色料で色づけしたタラコやタクワンなど

動物性脂肪――バター、ラード

不自然な植物性脂肪――マーガリン、化学的抽出剤使用の植物油

油の酸化が気になる食品――市販の天ぷら、フライ類、ポテトチップス、その他揚げ菓子類

大魚の部分食――刺身、切り身

ここに挙げている食品は、腸の中で腐敗を起こしやすく、ガンの原因になる食品です。

これらの食品を避け、腸内細菌の性状を健康に保つことが、ガンにならない、そして、

ガンを消すための第一歩です。

避けるべき三大食品は「肉」「牛乳」「卵」

ガンを作る食物群の中でも、最も避けるべきは、動物性タンパク質の「肉」「牛乳」「卵」です。この三つは、腸の中に腐敗菌などの有害な細菌を繁殖させてしまいます。有害な細菌が繁殖すれば、さまざまな毒素が発生し、それが血液の中に取り込まれ、体中をかけめぐり、ガンや他の病気も発生させることになります。

人間はもともと穀物や野菜などを食べる動物です。そのため、腸はこれらの動物性タンパク質をスムーズに処理するようにはできていません。しかも、これらの食品には繊維質がないため、とくに腸の中に停滞しやすく腐りやすいので、その結果強烈な毒素を生み出してしまうのです。

私のクリニックでは、診察時に必ず、血液の性状、内臓機能の検査をしていますが、それにより、「血液―内臓―食生活」の相関関係がハッキリと数値としてあらわれます。

「肉」「牛乳」「卵」を多食している患者さんの血液はドス黒く、血中のコレステロールの量も多く、血糖値も高くなっています。血液には異常な粘り気があり、とても汚れています。こんな状態では、体組織への酸素の補給も満足には行えず、心臓、腎臓、血管などによけいな負担をかけ、当然、それらの機能も低下しています。

ですから、逆にいえば、血液をみれば、その人の食生活のパターンがおおよそ推測できてしまうのです。

深刻な「肉」の発ガン性

「肉」「牛乳」「卵」の動物性タンパク質は、現代栄養学では良質のタンパク源となる摂るべき食品として推奨されてきました。

しかし、動物性タンパク質、とくに肉類は体にガンを招く恐ろしい発ガン食品の筆頭なのです。

肉を摂ると、食べた肉が腸の中で腐敗して、発ガン物質を発生させてしまうのです。

人間の腸の中には、だいたい一〇〇種類、一〇〇兆個以上の腸内細菌が存在しています。肉類を食べると、この中のウェルシュ菌が増えます。ウェルシュ菌は、人体に悪影響を及ぼす悪玉菌の一種で、肉に含まれるアミノ酸を分解して、アミン、スカトール、アンモニア、硫化水素などの毒素を発生させてしまいます。

これらの毒素は腸壁から吸収されて血流に乗り、全身に様々な悪影響を及ぼします。中でもアミンは、胃腸内で亜硝酸と結びついて強力な発ガン物質「ニトロソアミン」を作るのです。

長い年月、牧畜を営み、肉食を続けてきた西洋の人たちは、こうした弊害をおさえるために、肉食に適応して腸が短くなっています。しかし、穀物・菜食に適応し、腸が長くなっている日本人は、腐敗した肉が腸の中に長時間とどまるために、肉食の害はさらに深刻です。近年、大腸ガンが増えているのは、肉食化した日本人の、当然の結果といえるでしょう。

明治維新以降、日本は「西洋の先進国に追いつけ追い越せ」を合言葉に近代化を推し進めてきました。しかし、そこで、日本古来の伝統的な文化や生活習慣が捨て去られてしまったことは大変残念なことです。もともと肉食ではなかった日本人が、どうしてここまで肉を食べるようになったのかという理由は後述しますが、何でもかんでも西洋のほうが進んでいると考えるのはおかしいと思います。

「腐（くさる）」という字の中には、「肉」という字が含まれています。「腐」という字はもともと五臓六腑の「腑」から生まれたものです。五臓の「臓」とは、肝臓や腎臓のように、内部に細胞がぎっしりつまっている器官のことを言います。一方の六腑の「腑」は、臓器の内部が空洞状態になっている器官のことをさします。そして、その代表は「腸」です。ですから「腸」である「腑」に「肉」が入った状態が、「腐る」というわけです。

つまり、この「腐る」という漢字の成り立ちから見ても、東洋では、古来から経験的に肉と腸の関係を知っていたということが言えるのではないでしょうか。

「肉」はスタミナ食ではない

「肉は美味しいし、食べた後はパワーが出る」と考える肉好きの方も多いのではないでしょうか。

しかし、これは錯覚にすぎません。この考え方は、「肉のタンパク質が、そのまま私たち人間の体のタンパク源になる」という誤った認識から導かれたものです。

こんな有名な実験結果があります。

動物に高タンパク質の食品を与え、その動物がタンパク質の成分の一つである窒素をどれだけ排出するかを計測します。その食品にもともと含まれていた窒素の量と、排せつされた窒素の量との差は、体内に蓄積された窒素の量と考えて、その動物の体をくまなく調べます。しかし、窒素が体内に吸収・貯蔵された形跡はなく、その排せつも認められませんでした。逆に、雑穀類の窒素が少ない炭水化物のみを与えると窒素の排せつ量が多くなったのです。これを「窒素雲隠れ現象（De-nitrification）」といいます。

つまり、高タンパク食品が、そのまま人間の体に吸収され、体を造っているわけではないということです。

これと同じ実験を、人間で行った研究者もいます。フランスのケルブラン博士です。彼の研究でも、体内に入った動物性タンパク質が、そのまま体のタンパク質として役立っているとは言い難い結果が出たのです。

実は、タンパク質は消化管の中で、炭水化物に還元されてから利用されるものですが、この還元する作業が、本来、穀物・菜食動物である人間の体の中ではスムーズに進みません。むしろ、胃腸に負担をかけ、血液は酸毒化します。そうなれば、内臓をはじめ、他の器官の働きも弱まります。

このように体にとってデメリットしかない肉など、はじめから食べないほうがよいではありませんか。

肉食過多は肉体と精神の両方をむしばむ

こんな興味深い実験もあります。インド国立栄養研究所所長だったマッカリソン博士は、ネズミに異なった餌を与え、それぞれの健康状態を調査しました。

一〇〇〇匹ずつ三つのグループに分け、それぞれのグループに別の餌を与え、飼育したのです。

一つ目のグループは、長寿地域の食生活を模して、穀類と野菜を与えます。

二つ目のグループには、インドの一般的な食事、すなわち穀類、肉、香辛料を与えます。

そして、三つ目のグループには、西洋食（肉、バター、チーズ、白砂糖）を与えました。

さて二年七ヵ月（人間の年齢で六〇歳ぐらいに相当）経過後、ネズミを解剖して、健康状態を調べました。

その結果、穀類と野菜を与えた長寿食のグループは、一匹の例外もなく、健康な状態でした。

それに対し、二番目のインド食グループでは、胃腸障害、貧血、肝炎、腎炎、脱毛などが起こっていました。

そして、三番目の西洋食グループは、病気が頻発しているばかりでなく、何十匹かがいなくなっていたのです。最初は「どこかに逃げたのか？」と思われたのですが、残りのネズミの腸の内容物から、ネズミを食していたことが判明したのでした。

つまり、このグループのネズミは、たっぷり高タンパク質の餌を与えられていたにもかかわらず、共食いをしていたということなのです。

この結果は、食物が肉体と精神の健康をいかに左右するかということを端的にあらわしていると思います。一般的に「粗食」と思われている穀・菜食が健康食であり、また、タンパク質の供給源とされている肉や乳製品が、実は精神と肉体に病気をもたらす不健康食であったということなのです。

肉食がどんな結果をもたらすかという生き証人は、欧米の先進国の人々です。

彼らの多くが肉食過多のために、ガンをはじめ、血管、心臓病やアレルギー性の疾患、精神病など、いわゆる「文明病」に悩まされています。戦後、日本でも食生活の欧米化にともなって、これらの国々と同じような病気が激増しています。

先にも指摘したように、もともと穀・菜食、そして魚食民族である日本人に、肉食はなじみません。ですから、肉食によって受けるダメージは欧米の人々よりもはるかに大きいのです。戦前はほとんどみられなかったガン、脳疾患、精神病などが急速に増えているのはそのせいです。昨今、突然「キレる」といわれる子どもたちにしても、生まれたときから欧米化された食事をしている世代です。

肉食をやめるだけでも、日本人の健康状態はかなり改善されるはずです。

高コレステロール食品「卵」は発ガン食品

卵を固ゆでにするか、半熟にするか？

これは好みの問題だと思いますが、「固ゆでだと消化が悪い」とか、「半熟のほうが消化されやすい」といった議論をよく耳にします。

しかし、いずれのゆで方であっても、そもそも卵は消化されにくいのですから、このような議論に意味はありません。

卵は栄養食品の代表のように言われています。


「一日に必ず一個は食べる」という人や、疲れているときに生卵を飲む人さえいます。卵がかえればニワトリになり、一つの新しい生命が誕生するわけですから、その生命のもとになる栄養分がすべて含まれていると考えられているのでしょうか?


しかし、卵は人間の体にとっては有益ではなく、むしろ有害な食品なのです。

その第一の理由は、肉同様、卵のタンパク質も腸の中でスムーズに処理されないからです。卵のタンパク質は胃腸に負担をかけるばかりでなく、弱った腸壁をすり抜けて血液の中に入りやすく、それによってガンやアレルギー体質を作りだすのです。

そもそも卵は、コレステロールをたくさん含む食品です。また、消化酵素の一つ、トリプシンの働きを阻害する作用があり、さらにはビタミンの欠乏を引き起こすビオチンという物質も入っています。生卵を飲むとスタミナがついたような気になるのは、卵に含まれるレシチンやリン酸やコリンが細胞を興奮させる作用があるからで、ほんとうに強精効果があるわけではありません。

そもそも、一般に市販されている卵は「無精卵」で、メンドリが単独で産む卵ですから、いくら温めても孵化することはなく、腐るばかりです。

このように生命の源とはいえない、いわば死んでいる卵に、私たちの体への効果が期待できるでしょうか?

それならば「有精卵」ならばいいのかという話になりますが、卵が消化されにくく、腸内で腐敗しやすいことに変わりはありません。

卵が体にいいか悪いかを考える上で大いに問題にしなければならないことに、人工的なニワトリの飼育方法があります。

ニワトリたちの体力を消耗させないように、狭い鶏舎にぎっしりニワトリをつめこみ、不自然な人工飼料を餌として与え、昼夜の識別ができないように窓をなくし、太陽の光にも当てず、夜間も人工照明をつけるというように、ただただ産卵率を高めるための飼育法がとられているのが現代の養鶏場です。

こんな不自然な飼育法のせいで、ニワトリの中にも、ガン(白血病)やその他の病気にかかっている不健康なニワトリがたくさんいるのです。そんなニワトリの産む卵を、皆さんは食べたいと思われますか?

また、餌として与えられる人工飼料にも、抗生物質や合成ホルモンが入れられていて、それが卵の中に出てきています。こういった合成物質はみな、多かれ少なかれ発ガン物質なのです。

このようなことを考え合わせると、卵は人工的に作られた発ガン食品であり、人間の健康に寄与する食品であるとは言えません。むしろ、避けるべき食品なのです。

牛乳はガン・アレルギー体質をつくる

牛乳はタンパク質やカルシウムを含み、完全栄養食品の代名詞にもなっています。その一方で「ほんとうに飲んでも大丈夫なのか?」という議論が常に俎上にのっています。

賢い読者の皆さんは、もうおわかりだと思いますが、牛乳は肉や卵同様、摂ってはいけない食品です。それは、肉や卵と同じ、動物性タンパク食品だからです。人間の消化管ではスムーズに処理されない食品であり、いろいろな毒素を発生させて血液を汚します。とくに牛乳のタンパク質「カゼイン」は粒子が小さいため、腸の機能が弱っているときは、腸壁を素通りして血液の中に入っていきます。人間の体のタンパク質とは異なるカゼインが直接に人体組織に触れることによって、人間の体にはアレルギー反応が起こります。

現在、日本ではアレルギー疾患がものすごい勢いで増えています。これは、卵や牛乳の摂りすぎが原因と考えられます。子どものアレルギー体質や、そのための小児ぜんそく、慢性湿疹などはほとんどがそうでしょう。

アレルギー体質は、イコール「ガン体質」です。ガンはアレルギー症状が進んだものと考えてさしつかえありません。

フランスのヴォーザン博士の研究によると、牛乳には無機の銅が少ないので、血液中の酵素のカタラーゼの活性を減少させることが明らかになっています。人間の体内で起きるさまざまな物質代謝の過程で生じる過酸化水素は、そのまま放っておくと細胞の核タンパクと結びついて、病的なウィルスを形成します。そうならないように無害な水と酸素に分解してくれるのがカタラーゼです。カタラーゼの活性が弱まってしまうと、体内で過酸化水素が過剰になり、ウィルスが生まれ、細胞が傷つけられて炎症が起こりやすくなり、ガン腫が作られやすくなります。実際、ガンの患者さんたちは例外なく、血液のカタラーゼの活性が低下しています。

腸の中で毒素を作って血液を汚し、血液中に異種タンパクを流し込んでアレルギー体質を生み、カタラーゼの活性を低下させてガン腫を作る牛乳は、どこからどう考えても発ガン食品であり、有害食品です。

もともと日本人に牛乳を飲む習慣はなく、なくてもよい食品だったはずです。牛乳を飲むのは肉食の欧米人の習慣です。肉食によって起こる便秘を、牛乳を飲むことで防止してきたのです。牛乳には「乳糖」という糖類が含まれていますが、これを消化吸収するためには「ラクターゼ」という分解酵素が必要です。乳児期には腸の中に十分存在しているラクターゼも、乳離れとともに自然消滅します。

日本人の大人はもちろん、子どもたちもこのラクターゼを持っていないため、牛乳の中の乳糖は消化されないまま腸内細菌の作用を受け、異常発酵を起こします。そのため、牛乳を飲むと下痢をするという人が大勢いるのです。そもそも日本人の腸は牛乳を飲むようにはできていないのです。

さらに言うなら、「卵」同様、日本で市販されている牛乳の質は非常に悪いものです。

高温多湿の日本の国土ではよい牧草が育ちません。日本の乳牛は軟弱で、病気にかかりやすく、そのため、抗生物質などを大量に与えているのです。加えて、お乳がよく出るように、ホルモン剤を注射して、少しでも多くの牛乳を搾り取ろうとしている業者もいます。

農薬に汚染された草を食《は》み、抗生物質の入った人工飼料を与えられる……。これが日本の乳牛です。そんな牛が分泌した牛乳は、発ガン食品以外の何ものでもありません。

赤ちゃんは母親の乳房から直接乳を吸って育ちます。母乳を鍋に入れて沸かしてから赤ちゃんに飲ませると、赤ちゃんは育ちません。それは、加熱することによって、人体に有益な乳酸菌が死んでしまうからです。

市販のビン詰めやパック入りの牛乳は、必ず殺菌しています。ですから乳酸菌がいませんし、栄養成分も変質しています。こんな牛乳では人間どころか、子牛も育ちません。現にそういう研究データもあります。

牛乳は母牛が子牛を育てるために出しているものです。ですから子牛にとっては完全栄養食品ですが、人間にとっては同じ栄養効果があるわけではありません。そのうえ、子牛さえ育てられないような状態に殺菌加工されている市販の牛乳は、これはもう本来の牛乳とは別物と考えたほうがいいでしょう。

「白米」は文字通り「カス」(粕)

第4章で詳しく述べますが、日本人の主食である「米」は、大変すぐれた食品です。ガンを消すためには、肉食をやめて本来の「穀類を主食にした食事」にもどすことが重要です。

その理由は、穀類は人間の生理機能全体を健全に働かせるために必要な栄養分、すなわち炭水化物、粗タンパク、類脂肪、ビタミン類、酵素、ミネラル類、微量元素を総合的に含んでいるからです。この点で、穀類よりすぐれた食品は見あたりません。

ですから、穀類を主食にしていれば、自然に栄養のバランスがとれるのです。

しかし「穀類の代表である『米』を常食している日本人は、だから長寿なのだ」と考えるのは早計です。世界には一〇〇歳以上の方たちが元気に暮らしている世界的長寿郷があり、それらの中には米が主食でないところもあります。それらの地域の長寿者数には、日本人は足もとにも及ばないのです。

それはさておき、すぐれた穀類というのは、未精白のものに限ります。

【白米食の欠点】

ミネラル欠乏	総ミネラルが玄米に比べ半減している。ミネラル不足は慢性病体質を生む最大の因子。
繊維不足	腸や血液の大掃除をしてくれる食物繊維が大幅に少なくなっている。
ビタミンE欠乏	若がえりビタミンであるビタミンEは、大部分が胚芽と糠に含まれる。白米は老化食。
便秘をおこしやすい	精白食品である白米は、腸の蠕動を弱め、腸内容がスムーズに流れていかなくなる。
脚気体質になる	倦怠、疲労、肩こり、手足のむくみなどが出やすいのは脚気体質になっている証拠。
肥満しやすい	体にとって一番大事な炭水化物の代謝が悪くなるので、その燃えカスがたまって太りやすい。
疲れやすい	有効成分の宝庫である胚芽が失われるから、体全体の代謝が鈍る。貧血・スタミナ切れとなり、バテやすくなる。

↓

このような欠点に起因して、慢性病が起こる。
すべての慢性病の根底には、白米食による胚芽欠乏がある。

(『自然医食のすすめ』〈森下敬一著、美土里書房〉より)

つまり、白米ではなく玄米、白パンではなく黒パン（玄米パン、玄麦パンなど）でなければならないのです。その理由は、胚芽や糠ぬかの部分に有効な成分が含まれているからです。ですから、白米や白パンを主食にしていては、まったく意味がないのです。

毎日食べている白米がダメと言われると、驚かれる読者が多いでしょう。

それというのも、実は白米には、リゾレシチンという発ガン促進物質が含まれているのです。一方、胚芽を含む玄米には、このリゾレシチンの作用を抑制する抗ガン因子が含まれているだけでなく、農薬や放射線などの発ガン因子を解毒・排除するキレート物質も含まれています。ほんとうに食べなければいけない大切な胚芽を捨て去り、わざわざ有害物に作り変えてしまったものだけを常食しているのは、まったく愚かなことであり、「国民総『半健康』」の状態になるのも当然の成り行きと言えましょう。

欧米では肉食の過剰摂取がガン増加の原因であるのに対して、日本では、肉食に加え、この白米の食べすぎが原因であると思われます。

江戸時代、それまで玄米を食べていた一般庶民が「白米」を食べるようになった途端、「江戸わずらい（脚気）」にかかって死ぬ人が続出した、という当時の記録があります。

現在はさまざまな食品を副食として摂るようになったので、そうした弊害が表面化しにくくなってはいますが、白米を食べ続けている限り、白米の害は潜在しています。やはり、完全な主食である「玄米」に戻すことが必要です。

「米」偏に「白」と書いて「粕」つまり「カス」と読むように、白米はお米が本来持っている豊富な栄養成分を取り去ったカスに他ならないのです。この漢字の成り立ちからみても、昔の人の洞察力にはただただ敬服します。白米の欠点に関しては、次頁にまとめましたので、ぜひ参考にしてください。

「三白」を食卓から追放せよ

この章の最初に列挙した「ガンを作る食品」の分類とは異なりますが、動物性タンパク質の「肉」「卵」「牛乳」とともに「三白の害」と呼んでいる食品があります。

その一つが、先述した「**白米**」で、あとの二つは「**白砂糖**」と真っ白い合成化学物質、つまり「**化学調味料**」または「**化学塩**」です。この二つについてご説明しておきましょう。

「白砂糖」は素材であるサトウキビやサトウダイコンの絞り汁を極限的に精製した、ほとんど人工物というべきシロモノで、糖分以外の栄養分を何も含まない食品です。

これが怖い食品で、体の組織細胞を弛緩させる働きを持っています。そして、体内のいろいろな臓器や組織、それも骨や歯などの硬い組織さえも、どんどん蚕食していくのです。ストレスだらけで常に心身が緊張状態にある現代人が、必要以上に甘いものを欲しがるのは、自分を弛緩させたいからかもしれません。

しかし、甘いもの（白砂糖）好きの方はいつも胃腸の調子が悪く、疲れやすく、風邪をひきやすいのです。その原因は、体組織が緩んでしまっているからです。

このように、白砂糖は人間の体をひ弱にし、後でお話しする「自然治癒力」を弱めてしまい、ガンになりやすい体質を造る食品なのです。ですから、白砂糖をたっぷり使っているケーキやアイスクリーム、チョコレートなどの菓子類、市販の総菜などは避けるべきです。

J・E・バッカー博士は「白砂糖の消費」と「ガンの発生率」とのあいだには相関関係があり、白砂糖の消費量が増えるとガン患者も増えるという研究結果を発表しています。実際、私のクリニックの患者さんたちも、甘いものを好んで摂っていた人が多いのです。肉の摂りすぎは明らかに発ガンの条件ですが、もう一つ「白砂糖の摂りすぎ」も発ガンの条件としてあげておかなければなりません。

最後の「白」食品は、**「化学塩および化学調味料」**です。

塩は本来、人間の体にとっては必要不可欠な食品ですが、それが化学的に合成された塩となると、話はまったく変わってきます。

現在、広く使われている化学塩は、「塩」というよりは、塩化ナトリウム九九・九パーセントのイオン化合物であり、合成化学物質です。人の手によって作り出された化学物質は、大なり小なり人間の体に悪い影響を与えます。ですから、化学塩ではなく、自然塩を使っていただきたいのです（塩については次章で詳しくお話をします）。

化学塩とは異なりますが、化学調味料に関しても同じことが言えます。妊娠中に化学調味料を多食した女性から生まれた子に、脳障害などの異常がみられたということが話題になったこともあるように、化学的に合成されている調味料も、体に悪影響を及ぼす発ガン物質であることは間違いありません。

食品添加物大国・日本

日本人は加工する技術にすぐれた民族であると思います。そのため、バラエティーに富んださまざまな食品が市場に出まわり、その食品が劣化しないように合成保存料などを加え、「鮮度」を保ってきました。

おかげで、いつでもどこでも、同じような食品が手に入り、利用できるようになりました。

しかし、その代償は、とてつもなく大きく、「健康」という大切なものを手放すことになってしまったのです。

昭和三〇年代初頭、即席めん（袋めん）が登場しました。これがインスタント食品時代の幕開けであったと思います。短時間でできて手間要らず。そうした便利さが受けて、その後もインスタント・カレー、インスタント・コーヒーをはじめ、カップめん、ハンバーグなどの加工食品、さらにはレトルト食品や冷凍食品がたくさん登場しました。

しかしこれらの食品の中には、着色料などの食品添加物がどっさり入っているものが多く、これが私たちの体の中に蓄積し、ガンを発生させることになってしまったのです。

たとえば、昭和三〇年代後半から工場で大量生産されるようになったハンバーグは、本来は肉を焼いた料理ですが、日本では、肉だけではなく、大豆タンパクや魚肉など、いろいろな材料を混ぜることが法律で許されています。おまけに、そこには保存料のソルビン酸や素材がバラバラにならないようにくっつける結着剤のピロリン酸、ツヤ出し剤の他に、発色剤、香料、酸味料など、あらゆる添加物が加えられました。これらの化学物質は発ガン物質であるものが多く、その後、使用が禁止されたものもありますが、現在も引き続き使用されているものも少なくありません。このような食品添加物満載の食品は、その種類を問わず極力避けなければなりません。

ガンは「血液の汚れ」によって発生する病氣ですが、それ以外にも次のような因子も関与すると考えられます。

それは、化学的因子（合成化学物質）、物理的因子（放射線）、生物学的因子（ウィルス）などです。このうち化学的因子である合成化学物質は、私たちの生活をすっかり包囲してしまっています。

農業では農薬や化学肥料、畜産では抗生物質やホルモン剤、そして、加工食品には食品添加物、それ以外にも殺虫剤など、その種類は数え切れないほどです。これらの中には毒性がはっきり証明されているものもあれば、よくわからないまま使用されているものもたくさんあります。それら多数の相乗作用（複合汚染）となると、どんなことになるのか、考えるのも恐ろしいほどです。

一九九七年に日本でも刊行され、「環境ホルモン」の存在を広く知らしめることになった『奪われし未来』（シーア・コルボーン他著、翔泳社）を読んでいただくと、ごく微量の合成化学物質が、ガンだけではなく、アザラシやイルカの大量死をはじめ、人間の精子を減少させるというように、生物全体の生殖機能を脅かしているという事実に愕然とします。

もはや、合成化学物質をなくすということはできないかもしれませんが、少なくとも、体の中に入れることだけは極力避けたいものです。

第４章

ガンを消す食事

「自然医食」のすすめ

第3章まで、ガンの発生原因と食物について解説してきました。そして、いよいよこの章からは「ガンを消す食事」についてご紹介していきます。

私は現在、国際自然医学会の会長として、自然医学理論の普及に努めています。もちろん、私も大学で現代医学を学んできた医者の一人です。しかし、大学の研究室で血液生理学を研究するうちに、現代医学では「定説」として教えられている医学理論の矛盾点や非合理性に気づかされました。そこで誤ったもろもろの「既成の固定概念」を捨てて、人間の生理実情に基づいた「自然医学」の理論を確立してきました。

「自然医学」とは、現代医学・生理学の定説とはまったく異なる革新的な血液理論をベースにしています。

それは、血液は「骨髄」ではなく「腸」で造られるという理論であり、赤血球などが集まり溶け合わさって（融合化成して）人間の体細胞を形成する、という事実を実験的に証明しました。

それによって、血液を造る食物の質次第で血液の性状が左右され、そうした因果関係が、健康の鍵を握っているということが解明できたのです。食物が血液になり、血液が体細胞になるという体の基本システムの流れに沿うと、ガンやその他の病気の発生も、その流れに即して起こっていることがわかります。

そこから、大もとの食物を正しいスタイルに戻せば、ガンは根治するという明確な理論が成り立つのです。

私はこの「自然医学」の基礎理論と病理論に基づいて、一九七〇（昭和四五）年にクリニックを開業し、診療活動を行い今日に至っています。そこで多くの患者さんのガンが次々に完治していくという、期待をはるかに上回る成果を得たことで、自然医学理論の正しさを確信できました。

ですから、ここでご紹介する「ガンを消す食事」のメソッド（方法）は、自然医学の理論に基づいた「自然医食」と名付けています。

病気は自分で治せる

ガンが発生する直接的な原因は、血液が汚れることにあります。

血液が汚れるのは、肉食や白米食などによる腸内の腐敗が原因ですから、まず、腐敗を起こすような食物をできるだけ体内に入れないようにすることが第一です。

第3章では、そのような「食べてはいけない食物」とその理由をご紹介しました。しかし、ガンを消すためには、その上にさらに実践すべきいくつかの事柄があるのです。

ガンを消すために重要な問題、それは「**自然治癒力**」の増強です。

私はつねづね「病気を治すのは医者や薬ではない。自分自身の体に備わっている自然治癒力である」と強調しています。「医者がそんなことを言うのはおかしい」と思われるかもしれませんが、真面目にそう考えています。もっとも、現代医学では「自然治癒力」という言葉を使いません。それは、人間に自然治癒力が備わっているならば、医者も薬もいらなくなってしまう……とのとらえ方をしているからです。

風邪をひいて熱が出たとき、皆さんは病院に行って注射を打ったり、解熱剤を処方してもらったりして熱を下げ、風邪を治されると思います。

しかし、病院に行かなくても、薬を飲まなくても、家で暖かくして寝ていれば、数日もすれば風邪は自然に治るはずです。それは、人間に自然治癒力が備わっている証拠です。病院に行かなかった、薬を飲まなかったとしても、一ヵ月も寝込むようなことはまずないはずです。

風邪をひいたということは、まず、その生活状態に無理があるということの警告です。ですから、「しっかり睡眠をとって、休養しなさい」という合図でもあるのです。それを注射や薬で無理に症状を抑え込んでも、完全に治ったということではなく、かえって長引かせることになりかねません。

昨年、新型インフルエンザのワクチンの確保や接種回数などが大問題になりましたが、ウィルスに感染しても発病する人としない人がいるのはなぜでしょうか？

そこにその人の体質や免疫力などが関係していることは疑う余地がありません。

ウィルスという病原体に接触した場合も、発病しないように予防接種を打っておくのではなく、発病しないような頑強な体を造っておくことのほうが重要なのではないでしょうか？　そうでなければ、新しいウィルスが発見されるたびに、毎回このような大騒ぎをしなければならないことになります。

人間が本来持っている「自然治癒力」を強化し、自らの力でガンを消す。ここでご紹介するのは、そのための食事なのです。

「自然医食」の四つのポイント

ガンを消したり、予防するためには、次の四つの条件を満たすことが必要です。

❶ガンの原因となる食物を体の中に入れない（正食）

❷血液を汚す原因となる毒素を発生させないために、腸内の細菌叢《そう》を整える（整腸）

❸血液をきれいにする（浄血）

❹細胞を活性化させて、自然治癒力を増強する（細胞賦《ふ》活《かつ》）

1のガンの原因物質に関しては、前章でご理解いただけたと思います。ここでは、2の「整腸」、3の「浄血」、4の「細胞賦活」を行うための食品とその摂り方などをご説明していきます。

ここで、これまでのおさらいをしておきましょう。

食物は腸で消化され、血液になります。しかし、消化されにくい肉類などの食物は、腸内にとどまり、毒素を発生させます。

ですから、まず「1」のポイント、毒素を発生させるような有害な食物を体内に入れないことです。

次に、腸の中を健康にすることです。

腸には善悪両方の働きをする多種多様な細菌が棲んでいます。この細菌のバランスが崩れ、悪玉菌が多くなると、どうしても毒素が作られやすくなります。それを防ぐために、腸内を健康な状態に保つこと、つまり「2」の整腸が重要になります。

血液写真（本書五六頁）でもご覧いただけたように、病気を持った患者さんの血液は汚れています。これをきれいにして、血液本来の役割が果たせるように「3」の浄血を行います。

そして、最後の「4」です。細胞を活性化させることによって、その人の自然治癒力を増強します。血液がきれいになり、自然治癒力が増強されれば、ガンはいつの間にか消えてくれます。

この四つのポイントを満たす「自然医食」の実践で、冒頭でもご紹介しましたが、病院で余命宣告をされ、私のクリニックに駆け込まれた患者さんの約八割の方が、ガンを克服し、元気に暮らしていらっしゃいます。

食事のパターンを「穀・菜食」に変える

現在、日本人の食事は白米や白パン（ラーメンやうどんなど精白粉食品も同じ）を主食にし、副食（おかず）は肉類を中心にしています。そこにサラダやおひたし、和え物など付け合わせの野菜を加えたものが、一般的な食事のパターンです。

このような食事では、ガンが発生するのもやむを得ないでしょう。

人間は本来、穀・菜食性動物ですが、後に狩猟採集生活をするようになって、少しばかり肉食をするようになってきたのです。特に日本人が肉を積極的に摂るようになったのは戦後のことです。日本人の生理になじまないのも当然の話でしょう。ですから、白米・肉類が主軸の食事パターンをやめて、玄米を中心とした穀・菜食のパターンに変えることが絶対的に必要なことです。

ここでひとつ、興味深いお話を取り上げておきましょう。

二〇世紀初頭、第一次世界大戦時に海上を封鎖され、食糧が輸入できなくなったデンマークは、当時の食糧大臣であり、栄養学者でもあったヒントヘーデの指導のもと、牛、豚、鶏など国内の家畜をすべて処分しました。彼は穀物や野菜など、家畜に与えるはずの食糧を、人間にまわそうとしたのです。家畜に餌を与えて、食肉にするためには、大量の穀類や野菜が必要です。たとえば、一キロの肉を作るためには、少なくとも七〜八キロの穀類が必要で、大変不経済であるということをヒントヘーデは知っていたのです。

デンマークは酪農国ですから、国民はこの政策に不満を抱いたことでしょう。しかし、この政策によって、デンマークでは病気が激減し、平均死亡率が大幅に減少するという歴史的な健康時代を迎えることになったのです。

一方、デンマークとは逆の政策をとったのがドイツです。

栄養学者ルブナーは「穀物や野菜などの植物性食品を動物に与えて食肉と化し、それを食べて敵軍を蹴散らそう」と気勢を上げたものの、結果はその逆に。慢性疲労や病気が蔓延し、結果、ドイツは敗戦国となりました。

この歴史的教訓からみても、人間にとってほんとうに必要な食物は肉類などではなく、穀類と野菜類であることがわかります。まず、この点をしっかり覚えておいていただきたいと思います。

「白米」を「玄米」に

穀物には人間の生理機能を働かせるために必要な基礎的栄養成分がまんべんなく含まれていて、それ自体で非常にバランスのいい食品です。

もちろん、穀物にもいろいろありますが、日本人が主食にするのに最も適しているのは米です。米は私たち日本人の生理にも、好みにも最もマッチしている食物です。日本の気候風土はイネの生育にとても適していて、良質な米が収穫できます。この日本の米が美味しいということは、日本人なら誰でも感じることではないでしょうか。炊きたてのごはんにみそ汁、それに漬物と梅干し。それだけでも食事として十分満足できるのは、米自体が美味しいからです。

しかし、第3章でお伝えしたように、どんなに美味しい米でも、精白した白米では、体にとっては有り難くない食物になってしまいます。

ここで言う「米」とは、「**玄米**」の話です。

玄米が最高の主食であるという理由は、他の多くの食品が他の食品との組み合わせによるバランスを考えなければならないのに対し、玄米はそれ自体がバランスのとれた完全栄養食品であるという点です。

玄米は、中心の部分に米粒の大部分を占める胚乳部があり、その一角に胚芽がついていて、それらのまわりを糠《ぬか》の層が取り巻いています。重さの割合でいいますと、胚乳部が九二パーセント、胚芽三パーセント、糠が五パーセントです。中心部の胚乳部はデンプン質で、この主な成分は人間にとって最も重要な炭水化物です。炭水化物は一般にはカロリー源になるだけと思われていますが、もっと本質的な役割は、体のタンパク質を生合成する主役になっていることです。ですから、体にとって最も基本となる最重要の栄養成分といえます。

生命活動が営まれている主要舞台はいうまでもなく、体細胞です。その体細胞を構成する体タンパクを合成する素材となるのが、炭水化物なのです。

ただし、炭水化物がスムーズに吸収され、体にとっての必要な成分に変化し、効率よく燃焼するためには条件があります。

その条件とは、炭水化物がミネラル、ビタミン、酵素などの有効成分と共存しているということです。

炭水化物という点では白米も同じです。しかし、玄米を精白して白米にしてしまうとミネラルやビタミンといった有効な成分が集中している胚芽と糠を取り去ってしまうので、同じ米とはいえ、食品としてはまったく不完全な別物になってしまうのです。ですから、主食は米で決まり。でも、白米ではなく玄米を食べていただきたいのです。

玄米に含まれるすばらしい成分

精白で取り除かれてしまう胚芽には、ビタミンとミネラルが豊富に含まれています。

胚芽は、米が本来もっているすぐれた栄養成分の大半が含まれている大切な部分です。

ビタミンB_1――炭水化物が体内で有効に吸収され、燃焼するのに欠かせないビタミンです。もし不足すると、脚気の症状が引き起こされます。玄米には白米の四倍の量が含まれています。

ビタミンB_2――B_1と同じく炭水化物の代謝に関係するビタミンで、脂肪の代謝にも不可欠です。不足すると、老化したり、スタミナが減退します。最近では、肝臓の解毒作用をスムーズにする効果があることがわかり、注目されています。腸の中の異常発酵によって発生した発ガン物質などの毒素を、すみやかに処理するのを手助けしてくれるので、非常に大切な成分といえます。

プロビタミンC――ビタミンCと同類で、体内でビタミンCに変わります。ビタミンCというと、新鮮な生野菜や果物にしか含まれていないと思われているようですが、玄米にもプロビタミンCが含まれているので、ビタミンCを摂るのと同じ効果が期待できます。

ビタミンCが欠乏すると、毛細血管から出血しやすくなります。それは、血管の壁の中のゼラチン質が減ってしまうからです。このゼラチン質を作り出す細胞機能に欠かせないのがビタミンAとCです。玄米にはビタミンAも豊富に含まれるので、ゼラチン質の生成に有効なのです。ゼラチン質が多く含まれている器官は、血管、皮膚、骨、軟骨、靭帯などで、玄米はこれらの器官の強化に効果が高いのです。

また、ビタミンAとCが不足すると、これらの器官が弱くなるだけでなく、体全体の抵抗力が弱って、病気にかかりやすくなります。

ニコチン酸（ナイアシン）——欠乏すると皮膚や粘膜に炎症が起こります。慢性的に欠乏した場合、口角炎、便秘、下痢、腹痛、胃炎などを起こしやすくなります。

また、神経系、とくに脳細胞の機能にも関わっていて、不足するとノイローゼなどが生じやすくなります。

パントテン酸——神経系や内分泌系の機能を正常にする重要な働きをする成分で、脂肪の代謝にも関わりがあります。肌を美しくする作用もあります。パントテン酸が不足すると、無気力になったり、性ホルモンの分泌にも障害が起こります。白米には玄米の半分以下しか含まれていません。

ビタミンE――老化を促す過酸化脂肪の発生を防ぎ、血管の弾力性を高め、血流をよくする作用があります。そのため、すべての組織と臓器を若々しく保ってくれます。白米にはほとんど含まれていません。

脂肪酸――良質の脂肪酸であるリノール酸がたっぷり含まれています。動脈硬化を防止することによって慢性病を防ぐことに役立ちます。また、細胞膜の機能を健全にして、体細胞への物質の出入りを適性にする働きもありますから、細胞機能が活発になり、体の抵抗力が強まります。

胚芽と同じように、精白によって取り除かれる糠《ぬか》にも、重要な栄養成分が含まれています。脂肪酸のほか、便秘を防ぐ繊維がたっぷりあります。繊維は、腸の内容物をスムーズに移送して、腸内をいつもきれいにしておくためにとても大切です。玄米を食べると便の量が多くなるのは、腸内の停滞物を、玄米の繊維がきれいにさらって排出してくれるからです。また、レシチンも豊富で、細胞膜や血球膜の機能を健全にする力があり、毒素に対する抵抗力を強めてくれます。

このように、すばらしい成分を豊富に含む玄米だからこそ、健康な体づくりに欠かせない主食となり得るのです。すぐにでも、白米から玄米に変えてみてください。

完全な主食「玄米・雑穀ごはん」

玄米以外の穀類は雑穀といわれますが、この雑穀を玄米に加えていただくと、さらにバランスが良く、薬効性の高い主食になります。

キビ、アワ、ムギ（丸麦）、ソバ、ハトムギ、ヒエなどは、とても生命力や野性味が強く、それぞれが異なった組成をもち、粗タンパクやミネラル、微量元素、酵素、特殊薬効成分などを豊富に含んでいます。

たとえば、ヒエの粗タンパクは米の二倍、類脂肪は米の二〇倍にもなります。ここに、解毒作用のあるアズキやクロマメといった乾豆を加えると、ほぼ完全な主食になります。

ただし、あくまでも主役は玄米です。ですから、玄米を五割以上にして、なるべくい

【玄米は有効成分の宝庫】

玄米と白米の栄養比較図 (%)

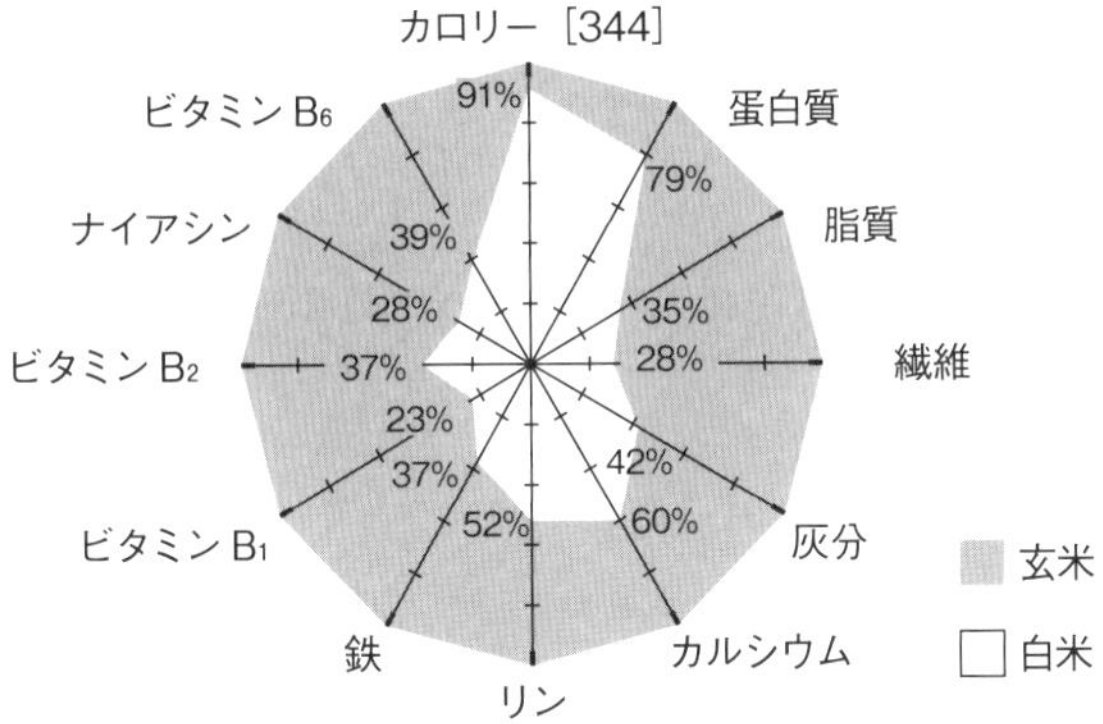

玄米と白米の成分比較表 (単位・100g中のmg)

栄養素	玄米	白米
蛋白質	7.190	5.470
脂肪	30.200	10.600
糖質	70.520	65.400
灰分	1.240	340
繊維	1.000	300
カルシウム	21	17
リン	332	186
鉄	5	1
マグネシウム	75	60
ビタミン B_1	500～120	45～0
ビタミン B_2	66	33
ニコチン酸	4.000	1.000

栄養素	玄米	白米
パントテン酸	1.520	750
ビオチン	12	5
葉酸	20	16
ビタミン B_6	620	37
イノシトール	119.400	10.000
コリン	112.400	59.000
P-アミノ安息香酸	30	14
ビタミンK	10.000	1.000
ビタミンL	＋	−
ビタミンE	＋	−
フィチン酸	240mg%	41mg%

(『自然医食のすすめ』〈森下敬一著、美土里書房〉29頁より)

ろいろな種類の雑穀類を加えて主食としてください。

とくにガンの治療食としては、四～五割の雑穀を加えます。厳密には、体質・病状に合った雑穀の組合せにするのがベストですが、基本的には、キビ、アワ、ハトムギ、そしてアズキとクロマメは必ず加えたいところです。

玄米は一〇〇回噛め！

主食を玄米と雑穀のごはんに変えたとき、気をつけていただきたいことがあります。それは、「徹底的に噛め」ということです。

白米のようにほとんどデンプン質だけになっている米なら、そんなに噛まなくてものどを通っていきますし、有効成分をほとんど取り去っていますから、どんなに噛んでもうま味は少ししか出てきません。

現代はやわらかいことが食物の第一条件であるかのように「やわらかい」が美味しいと同義語のように使われ、噛む回数も驚くほど少なくなっています。しかし、それは過食や胃腸の調子を悪くする原因になるのです。

食物をよく噛まないで食べている人は、たいてい胃の具合が悪いのです。胃腸障害が起これば、体が疲れやすくなったり、風邪をひきやすくなったりします。

ガンになるのは、極端に血液が汚れるためですが、その血液の汚れは、まず、胃腸障害が口火となって起こるのです。

ですから、胃腸の調子を整えるためには、まず、食物を徹底的に咀嚼することです。

よく噛んで食べれば、あごの運動にともなって、脳の中枢に信号が送られ、早く満腹感が得られるようになります。そのため、食べる量が少なくてすみます。少食になれば、胃腸の負担もそれだけ減ります。

また、よく噛むことによって唾液の分泌が促進され、消化作業がスムーズに進みます。

これは腸壁の生理を健全化し、必要な栄養成分が効率よく吸収されるようになります。

食物がいったん胃に入ってしまえば、それを意識的に消化することはできません。「よく噛まなかったから、胃に頑張って消化してもらおう」などということはできないのです。意識的に消化作用ができるのは口の中でよく噛むということ、それ以外に消化作用を助ける方法はありません。

せっかくガンに効果のある食品を摂っても、よく噛む人と噛まない人では、効果のあられ方がまったく違います。ですから、玄米を一〇〇回ぐらい嚙んで、その有効成分が体内に十分摂り込まれるようにしたいものです。

おかずは「季節の野菜」「海草」「小魚」「発酵食品」を

主食を玄米・雑穀にすれば、それだけでも栄養的にバランスのとれた食事になりますから、副食（おかず）に関して、それほど神経質になる必要はありません。

あくまで主食を中心にして、おかずを食べすぎないように注意したいものです。

とはいえ、主食だけの食事でいいというわけではありません。副食には体質の偏りを正して、季節や風土など、そのときどきの環境条件に体を適応させるという役割があるからです。

副食の基本としては「季節の野菜」「海草」「小魚」「発酵食品」の四つを摂ることを考えましょう。この基本にしたがって、自分の体質や季節、生活条件に応じて、変化のあるメニューを楽しみたいものです。

ここに、積極的に摂りたい食品をあげてみます。

●**根菜**――ニンジン、ゴボウ、レンコン、ダイコンなど
●**葉(茎)菜**――ニラ、春菊、三つ葉、グリーンアスパラ、フキなど
●**ネギ類**――ネギ、タマネギ、ワケギ、アサツキ、エシャロットなど
●**海草**――ヒジキ、ワカメ、昆布、ノリ、青ノリ、モズクなど
●**発酵食品**――納豆、みそ、醤油、漬物など
●**小魚貝**――ジャコ、ホタルイカ、サクラエビ、シジミ、アサリなど

これらの食品はビタミン、ミネラルを補給し、体質の柔軟性を保ち、外界への適応能力を高めてくれます。

根菜はよく洗って、皮つきのまま使用します。葉菜、とくに青菜類には浄血作用のある葉緑素が含まれていますから、旬の新鮮なものを摂りましょう。

ネギ類は穀物成分の代謝に特に重要なビタミンB_1を含み、その活性度を高める作用をもっているので、積極的に摂ってほしい食品です。

海草はすぐれた浄血食品で、肝機能の強化にも役立ちます。毎日、何らかのかたちで

摂りましょう。

グルジア長寿者の秘密「マツォーニ」

主食に玄米・雑穀、副食で野菜類などを摂れば、ガンを消すために必要な四つのポイントのうち、「細胞賦活」と「浄血」作用は高めることができます。

もう一つのポイントの「整腸」に関しては、発酵食品を摂って、腸の中の状態を健康に保つようにします。ところで、近年、整腸といえばイメージされるのが乳酸菌を含むヨーグルト（発酵乳）です。発酵乳は家畜の乳に乳酸菌を繁殖させたもので、地方や国によってさまざまなものがありますが、腸内細菌を整えて便秘を予防したり、健康に良いということで、日本の食卓にも広く浸透しました。

私が何十回も健康調査に出かけた世界有数の長寿国・旧ソビエト連邦のグルジア共和国にも「マツォーニ」という発酵乳があり、これが長寿に一役買っています。

実はこのマツォーニをなんとか日本でも作れないかと思い、菌株を持ち帰り、挑戦したことがありました。ところが第3章の牛乳の項でお伝えしたように、日本の牛乳は質が悪い。マツォーニの菌株は非常に繊細だったため、抗生物質や公害物質だらけの日本の牛乳に負けてしまい、とうとう発酵させることはできませんでした。

やはり、食物にはその場所、その国の気候風土に適したすぐれたものが伝統として残り、健康食として伝えられていくものなのです。

肉食の人たちには緩下作用のある乳製品が必要でも、日本人には不要なのですから、ヨーグルトでなくても、別の発酵食品で腸の中をきれいにすればいいのです。

カスピ海ヨーグルトは体に有益か⁉

ここで、ひと頃ブームとなった「カスピ海ヨーグルト」についてお伝えしておきたい事柄があります。

このヨーグルトは、ある日本の研究者が、グルジアの長寿村から持ち帰り、それをもとに作られたとされています。しかし、グルジアにはたった今ご紹介した「マツォーニ」がありますが、カスピ海ヨーグルトとマツォーニは、色合いもニオイもまったく違う別物です。グルジアにはカスピ海ヨーグルトのようなものは存在しません。それをあたかもグルジアの長寿食のように喧伝し、善男善女を騙した責任は重大です。

私の共同研究者であり、親交の深いグルジア共和国実験形態学研究所長のセミョン・ダラキシビリ博士も、このカスピ海ヨーグルトのことを知り、似非《えせ》物を日本で拡販した研究者への不信感をあらわにしています。

つまり、この「カスピ海ヨーグルト」は、長寿国グルジアとはまったく関係がなく、出自も正体も不明の食品であることを、ここに明記しておきます。

ところで、ヨーグルトという食品自体は、体にとってよいものかどうかと言えば、「牛乳よりは、はるかによい」ものです。発酵作用を経ることで、カゼイン（牛乳タンパク）の有害性が薄められているからです。しかし、日本においては、素材である牛乳の質が相当に悪い上に、白砂糖や人工甘味料、香料その他の有害物質が使われている点が問題です。どうしても摂りたいのでしたら、「豆乳ヨーグルト」を利用するといいでしょう。

みそ汁こそ日本の長寿のもと

話をもとに戻しましょう。ヨーグルトに頼らずとも日本にはすぐれた発酵技術があり、伝統的な発酵食品があります。

それは、みそ、醤油、漬物、納豆などです。

これらに含まれる「酵母」は、乳酸菌以上に腸内細菌の正常化に威力を発揮してくれるのです。

なかでも、みそを何よりも効果的に利用するみそ汁は、グルジアのマツォーニに匹敵するものだと私は考えています。みそ汁の場合、酵母による整腸作用はもちろん、煮干しでダシをとり、ワカメやネギ、青菜、豆腐、ダイコン、キノコ類などさまざまな食品と合わせれば、それ一品で完全な副食になります。季節の旬の野菜や魚介類をみそ汁の実として組み合わせたら、すばらしい相乗的薬効が得られます。これを、玄米・雑穀ごはんと少量の漬物にセットすれば、それで食事の基本形ができあがるのです。

また、みそには美肌効果・スタミナアップ・動脈硬化や高血圧の予防・アレルギーの追放などの効用もあります。

ただし、みそ汁の真価は、みそが発酵食品であることですから、みその質がとても大事です。特に保存料などの添加物などが使われていないかどうかをしっかりと確かめる必要があります。化学薬剤である添加物が含まれていると、みその中に生きている酵母の繁殖が妨げられるからです。

また、速成みそではなく、昔ながらの製法で、十分な熟成期間を経て、きちんと作られている良質のみそを選んでください。

魚は小魚に限る

周りを海に囲まれた島国・日本では、家畜ではなく、海産物である豊富な魚介類を摂っていました。ですから「肉食がダメなら、魚を副食のメインにすればいいのでは？」と考える方もいらっしゃるでしょう。

確かに魚にはコレステロールを溶かし、中性脂肪を低下させるエイコサペンタエン酸（ＥＰＡ）やドコサヘキサエン酸（ＤＨＡ）などの有用成分が含まれています。そこから、最近は食用が大いに推奨されています。

しかし、現状では、少々心配な面もあります。日本人の体から水俣病の原因となったメチル水銀や、発ガン物質のダイオキシンなどが検出されているからです。

一九九九年、当時の厚生省の発表によると、ダイオキシンの含有量は魚の種類によって大きな違いがあることがわかりました。サンマやカレイに含まれるダイオキシンの量を「1」とすると、サケ、ブリなどは「2〜5」、マグロは「23」という高い濃度が出ています。

これはつまり、大きな魚ほど、化学物質が蓄積しているという「食物連鎖」の問題を如実にあらわしています。

海中のプランクトンは小魚に、その小魚は中魚に、さらに中魚はマグロのような大きな魚に食べられ、その大きな魚も人間に食べられてしまいます。プランクトンに含まれていたごくごく微量の化学物質は、食物連鎖の階段を昇りながら確実にその濃度を高めていき、最終的に高濃度となって人間の口に入ります。

最近、マグロのトロのおいしさに気づき始めた中国人がマグロを買い占めたり、マグロの漁獲禁止を唱える諸外国があらわれたり、何かと日本のマグロ漁業に対する風当たりはきつくなっています。食卓にマグロが並べられないのはさみしいかもしれませんが、公害物質や発ガン物質を大量に体に送り込むような大魚を、わざわざ食べる必要があるでしょうか。

このような理由から、魚は大魚ではなく小魚、それに準ずる貝類や原始的生物を摂るようにおすすめしています。具体的には貝類、イワシやコウナゴなどの雑魚《じゃこ》類、小型のイカ・エビ・タコ、シジミやアサリなどの貝類、それにホヤやナマコなどです。

特にイカやタコに含まれるタウリンという成分は、すぐれた強肝作用をあらわして貴重です。

「塩」は必要不可欠

塩は、生体における全生理機能を確実に増強するものです。その主だった役割には、次のようなものがあります。

❶消化器から分泌される各種消化液（特に胃液）の分泌を高める。それによって消化管の蠕動《ぜんどう》運動を促し、腸内での異常な発酵を抑える。

❷血管や心臓内壁に付着している不要物を溶かし、取り除く。そのため、血管やリンパ管の老化防止が図られる。

❸内臓全般の組織機能を活性化し、各臓器の生理機能と新陳代謝とをスムーズにする。

❹脳神経系の機能を活性化することで、精神活動を活発にする。
❺防腐、殺菌、解毒の効果を高めることで、血液が浄化され、自然治癒力を増進させる。

このような役割から、塩は単なる食品や調味料なのではなく、私たちの生命の営みに深く関与する「必需品」だということができます。

特に免疫機能を高め、病気を治す働きや、健康状態を一定レベル以上に保ち、健康長寿をもたらす働きに関わりがある「還元力」を持った、生命エネルギー物質なのです。

しかし、こうした本来的作用を十分に発揮させるためには、生体ミネラル(金属元素)を豊富に含む「自然塩」でなければなりません。

ではなぜ、生体ミネラルを含む自然塩が、これほどまでに私たちの体の生理機能の根幹に深い関わり合いをもっているのでしょうか。それは、生命の進化と深い関わりがあるのです。

海中から進化した生命の名残り

今から約四六億年前に、地球は誕生したといわれています。地球上には大気と原始海洋が誕生し、生命が誕生する条件が整っていきました。海の中で原始生命が誕生し、それから約三〇億年にわたって、海中において生命は進化し続けてきました。

その間、地球の表面は雨水に洗われ続け、土壌の中の元素が海中に流れ出し、海のミネラルは現在のバランスになっていきました。

そして、今から約五億年前、椎動物が誕生し、その一部が陸に上がり始めました。そのとき、生命は海水を体液（血液）として、自らの体内に抱き込んだのです。

海水の中には六〇種類以上の生体ミネラルが溶け込んでいて、これは血液イオンの組成と非常によく似ています。

ですから、その海水から作られた自然塩に含まれる生体ミネラルが、人間の体の内臓組織と親和性を持っているのも当然の話と言えましょう。たとえば、次のものが挙げられます。

亜鉛――脳下垂体、生殖腺
モリブデン――脳全体
バリウム――眼球、網膜
クロム――脳下垂体
ニッケル――膵臓
カドミウム――腎臓
リチウム――肺
ストロンチウム――骨
硼素《ほうそ》――脂肪組織
コバルト――血液、筋肉
銅――肝臓
鉄――腸粘膜

このような例からみても、生体ミネラルは内臓やその機能にとって、必要不可欠なもので、欠乏した場合には各組織の本来の機能が作動してくれません。塩がもっている多彩な作用も、ナトリウム（Na）と塩素（Cl）が結びついた化合物である塩化ナトリウムの単独作用ではなく、生体ミネラルをそっくり含有している自然塩であればこそ発揮されるものなのです。

「自然塩」を選ぶポイント

一般に広く使われている塩は、海水からイオン交換膜（石油系）を使って、塩化ナトリウムだけを取り出した精製された「化学塩」で、塩化マグネシウムや硫酸マグネシウム、塩化カリウムなどを含んだ「にがり」はほとんどありませんから、むしろ人間の生理機能を狂わせる存在で、発ガン物質の一つといえます。

当然、「自然塩」が望ましいわけですが、自然塩に明解な定義がないために、各企業が宣伝文句として使っているだけで、ほんものの自然塩とはほど遠いまがいものも少なくないようです。ですから「自然塩」という表示だけで判断するのは危険です。

そこで、おすすめしたいのは「**岩塩**」です。岩塩は、地殻変動で陸地に閉じこめられた海水が、自然に長い年月をかけて蒸発、結晶化したものです。その他にも、湖の水を蒸発させて作る塩「湖塩」などがあります。

いずれにしても、精製されておらず、自然な製法で作られ、生体ミネラル分を豊富に含む本物の塩を選びましょう。

「減塩」は無意味

これまで塩の効能を述べてきましたが、「塩分を摂りすぎると高血圧になるのでは？」「胃ガンの原因では？」という思いを持たれる方も多いのではないでしょうか。

現代の医学には「塩・高血圧説」や「塩・胃ガン説」が根強く浸透していて、とくに血圧が高い方には「減塩」の指導がされているのが実情です。

しかし、これはまったくの誤解です。

塩分で問題になっているのは、ナトリウム分のことですが、先述のように、体が健全に働くためには、一定量を必要とする極めて大事な栄養分です。それだけに、摂りすぎの心配もあるのですが、幸いなことに、海から進化してきた生物である人間の体は、味覚的に過剰な塩分は受け入れにくいシステムになっています。

たとえば、もし、塩分を摂りすぎたときは、自然にのどがかわいて、水分を多めにとったりしていませんか？これは、体が摂りすぎた塩分を排出しようとしてくれるためです。

しかし、逆に体内で塩は生成できないものですから、摂らなければ不足してしまいます。あまり神経質にならず、ほどよい塩加減の食事をとっていれば、体に必要な塩分が補給され、不要分は排出されていきます。私は一日に一五グラムぐらいは摂るようにおすすめしています。

以前、某テレビ番組の依頼で、二〇代から五〇代のモニター五人に、自然塩を一日二〇グラムずつ二週間摂取してもらい、生体反応を調査してみました。厚生労働省がすすめているのは、一日に一〇グラムですから、二〇グラムはその二倍の量です。

しかし、その結果、血圧が上昇した人は一人もおらず、むしろ、三人は血圧が下がっていたのです。

もちろん、それだけではありません。脳神経系や肝臓、腎臓など、諸内臓の機能が五人とも二〇～三〇パーセントも向上していたのです。

そもそも「塩分過多」と言い始めたのは、欧米の研究者たちでした。それを真似しているのが日本の研究者です。確かに、欧米人は塩分過多になりやすい。それは、肉がナトリウム源になっているからです。したがって、日本人でも肉食の人は塩分過多になりやすいのですが、そこで問題なのは塩分を制限することではなく、血液を汚し、ガンを発生させる肉食をやめることなのです。

とくに、ガンを消すための穀・菜食に切り替えたら、ナトリウムが不足しがちになるので、塩分をしっかり補給する必要があります。

実際、私が世界の長寿郷を調査して驚いたのは、長寿者の中に高血圧症の人が大勢いたことです。二〇〇ミリハーゲ以上の人も多く、中には二五〇ミリハーゲ以上の人もいました。しかし、それでも血管の弾力がすぐれているのか、ガンもなければいたって健康で、自然治癒力も文明社会の人間の三〇歳ぐらいのレベルをキープしていました。

つまり、血管の若さが保たれていれば、血圧を問題にする必要はないのです。むしろ、少し血圧が高くなったぐらいで、切れてしまうような血管のもろさは、肉食や合成化学物質のせいです。塩分だけを悪者にする必要は決してないのです。

私のクリニックでは、ガンの患者さんをはじめ、糖尿病や高血圧の患者さんにも塩分の制限は一切行っていません。それどころか、むしろ、みそや自然塩をしっかり摂るようにアドバイスしています。それでも、何ら支障はなく、患者さんはガンを治していかれます。ほんとうに排除すべきものは、塩ではなく、肉類なのです。

人間は本当に疲れたとき、糖分ではなく、塩分を欲します。それほどに、塩は体にとって大切な食品なのです。

良質の調味料を使おう

みそと塩だけではなく、他の調味料についても言及しておきたいと思います。

醤油――日本の食卓にはどうしても欠かせない調味料。成分組成がよく、発酵食品なので良質の微生物群がたっぷり含まれている。消化・造血作用の正常化に役立ってくれるので、昔ながらの製法で製造し、保存料や添加物を加えていない良質のものを選ぶ。

油(植物油)――動物性の油ではなく、不飽和脂肪酸がたっぷり入っている植物油を使用する。ゴマ油は理想的な植物油だが、化学的抽出剤を用いて作られたものは組成が変わってしまっているので失格。昔ながらの「石臼搾り」で作られたゴマ油を選ぶこと。

他に、エキストラ・バージン・オリーブオイルなどもおすすめ。ラードやバター、マーガリンは使用しない。とくにマーガリンは植物性であっても、製造途中に油の組成が壊されてしまっているのでおすすめできない。

酢――昔ながらの製法でまじめに作られた穀物酢、果実酢を使うこと。青ウメを煮つめて作った梅肉エキスやカボス、スダチの汁を用いるのもよい。大量に使ったり、飲んだりする必要はない。とりわけ穀・菜食中心の食生活をしている人は、体を冷やす結果になるので、控えめにしたい。

ソース、マヨネーズ、ドレッシング類――素材を吟味し、シンプルを心がけて、なるべく手づくりしたい。ソース、マヨネーズを含め、市販製品は素材が複合的で、加工度が高いので、使用は極力控えめにしたい。

だし――化学調味料使用のだし類は使わず、コンブ、煮干しなどの自然素材を使用する。

甘味料――原則として使用しない。特に細胞を緩め、抵抗力を弱める白砂糖は使用しないこと。もし、どうしても甘味をつけたいときは、**本物の黒砂糖**を使用する。黒砂糖には、各種のミネラルや酵素などの有効成分が含まれている。

また、**本物のハチミツ**があれば用いてもよいが、日本で販売されているもののほとんどは、麦芽糖などで水増ししてあるので「純粋」と表示されていてもあてにならない場合も。**羅漢果**や**メープルシロップ**などもおすすめ。

主食を中心（少なくとも全食事量の半分以上）に

「ガンを消す食事」として、ここまで主食の玄米と雑穀類、副食のご説明をしてきました。

では、それぞれをどのぐらいずつ摂ればよいか、という問題があるのですが、ここで、その基準になる興味深いエピソードをご紹介しましょう。

それは「歯」です。

歯や歯型は、その動物の食性を示すものです。人間の場合、成人の歯は三二本あって、このうち八本は野菜などの繊維を噛み切るための「門歯」、四本が動物性食品を引き裂くための「犬歯」、残りの二〇本は穀物を擦り砕くための「臼歯」です。この割合から考えると、穀物が三二本分の二〇本で六二・二パーセント、野菜が三二本分の八本で二五パーセント、そして、動物性食品が三二本分の四本で一二・五パーセントという計算になります。ですから、この割合で食品を摂るのが最も自然で理にかなっているのです。

ただし、ここでいう動物性食品は、日本人の場合、魚介類などが適当です。それは、動物性食品でタンパク質を摂るということではなく、海草やプランクトンをエサにしている小さな魚や貝類などは、むしろミネラル食品として意味があるのです。

このようなことを考え合わせて、主食（玄米・雑穀ごはん）は½から⅔に、副食は全体の½から⅓が理想的な割合です。

また、「野菜類」と「海草・魚介類」は、それぞれ同じぐらい摂るとよいでしょう。これらに季節の野菜を加えたみそ汁として摂れば、素晴らしくバランスのとれた食事になります。これは、私のクリニックの患者さんに指導している割合で、その有効性ははっきり確かめられています。

水には浄水対策が不可欠

先に「現代人は水分を摂りすぎており、体が冷えている」という話をしましたが、水は生物にとって絶対に不可欠なもの、だからこそ、量だけでなく、その質にもこだわるべきです。

塩素で消毒された水道水が体によくないのは周知の通りです。塩素が含まれた水が体内に入ると、体内のヨードを追い出してしまうからです。内分泌臓器である甲状腺には、このヨードがたくさん含有されていますが、塩素を含む水や化学塩を構成している塩素などがこのヨードを追い出し、そのかわりに塩素自体が居座って、甲状腺の働きを狂わせてしまいます。また、体内の酸化作用の媒介として働いているヨードが失われるために、抵抗力も落ちてしまいます。

こういう理由から、料理や飲料として使う水は純天然の湧き水が望ましいのですが、現代では入手は困難ですから、次善の策として、性能面で確かな浄水器を利用することをおすすめします。それも、塩素などの有害物質を除去するだけでなく、水質を良好なものに変える浄水・活水器なら理想的です。（具体的に知りたい方は、『お茶の水クリニック』にご連絡ください。）

ミネラルウォーターを利用する場合は非加熱水を選びましょう。

なお、欧米の水は硬水で、高率にミネラル分を含んでいます。これに対し、日本の水はやわらかい軟水で、ミネラル分が少ない水です。そのため、なかなか、日本人は硬水にはなじめませんし、生理機能的にも軟水の方が適しています。この点からも、ミネラルの多い自然塩を摂る必要があるのです。

間食にはナッツ(木の実)類

忙しくて夕食がどうしても遅くなってしまうという方や、間食の習慣がある方に、いきなり「間食はやめなさい」と言うのは無理なことかもしれません。

しかし、白砂糖や精白小麦粉、それにクリーム・バターたっぷりのケーキなどを間食にしていたのでは、いくら食事を玄米・菜食に変えたところで、なかなか効果は得られないでしょう。どうせ食べるのなら、体にいいものを摂りたいものです。

そこでおすすめしたいのが、**ナッツ類**です。

現代人は温室で促成栽培されている野菜や「三白食品」など、体を冷やし、スタミナを減退させるものを多食しています。ガンを予防するためには、体を温めることが大事ですから、体温を上げてくれるナッツ類は最適です。

また、ナッツ類には不飽和脂肪酸がたっぷり含まれていて、細胞膜の機能を正常化し、細胞の抵抗力をアップしてくれます。ナッツ類を常食していると、毒素や精神的ストレスにも強い体になることができます。

さらに、ミネラル、ビタミン、粗タンパクなどもたくさん含まれています。腸の蠕動《ぜんどう》運動を活発にして、便通をよくする作用もありますから、いいことずくめです。

肝機能を強化し、便秘を解消し、血液を浄化する働きのあるクルミ、肺の機能を正常にして、咳や痰を落ち着かせるギンナン、毛細血管を強化し表皮の組織を強めて、細菌に対する抵抗力を増大させてくれる松の実は、浄血・長寿食品でもあります。

その他、クリ、アーモンド、カシューナッツ、ヘーゼルナッツ、ブラジルナッツ、マカデミアナッツ、デーツ（ナツメヤシの実）、竜眼などもおすすめです。

果物は「朝が金」

果物はビタミンや繊維が豊富なので、適量は摂りたい食品です。

ただし、前にもお伝えしたように、南国産の果物には体を冷やすものもあります。そのため、陰性体質の人は、特に注意が必要です。

リンゴやミカンなど、日本でたくさん穫れるものなら、適量ならほとんど問題はありませんが、パイナップルやメロン、スイカなどの南国果物は体を冷やすものなので、夏場以外はおすすめできません。やはり、野菜と同じように、果物も季節のものを食べるのがいちばんです。

果物は「朝が金、昼は銀、夜は銅」といわれますが、これは賢い生活の知恵と言えましょう。

体温が上がる時間、これから活動を始めるという朝に食べるのがベストで、遅くとも午後三時ぐらいまでに食べたほうが無難です。体温が下がってくる夜は極力控えめにすべきです。また「果物で食べるよりもジュースのほうが効率的」とばかりに、ジュースを買ってきて飲んでいる方がいますが、ビンやパックの場合、殺菌処理がほどこされており、果物本来のビタミンなどの有効成分が失われています。ジュースは、ご自宅のジューサーやミキサーで絞りたてをどうぞ。

また、水分を飛ばして、栄養分が凝縮されているドライフルーツもすぐれたミネラル食品。ただし、漂白剤などの添加物が使われていないものを選びたいものです。

発酵酒はＯＫだが、防腐剤に要注意

飲酒については、ガンが進行していて、重篤な状態にあるときは、しばらくは我慢していただくしかありませんが、「自然医食」の効果が出て、体が回復されてきた患者さんには「少量なら」という条件付きでよしとしています。なにしろ、酒は百薬の長なのですから。

ガンを予防したいという方であれば、もちろん個々の症状にもよりますが、なにも無理に禁酒する必要はありません。私は「適酒適煙（適量飲酒・適量喫煙）」と言っているのですが、ほどよい量のお酒を美味しくいただくことは、ストレスの解消やリラックスにも役立ちます。

リラックスするということは、普段、優位になりがちな交感神経（活動するときの神経）のスイッチを、副交感神経が優位な状態に切り換えることです。交感神経が優位ということは、すなわちストレスを感じている状態ですが、副交感神経が優位になると、自然治癒力が高まります。適量のお酒は、自然治癒力を高める効果があるのです。

日本酒、ビール、ワインなどの発酵飲料は基本的に発酵食品と同様の効用をもってい
る健康飲料と言えます。しかし、発酵の進みすぎを抑えるための薬剤が加えられている
点が泣きどころ。もし、どこか地方の酒造メーカーの清酒、地ビール、地ワインなどで、
防腐剤が一切入っていないものを見つけたら、それはラッキーです。迷わず購入してく
ださい。

焼酎、ウィスキー、ブランデーといった蒸留酒も、本物で良質のものならば、それぞ
れが特有の薬効をもった貴重な存在です。変質しにくい点も有難いメリットです。

私のクリニックで、肝臓ガンの患者さんなのですが、どうしてもお酒をやめられない
という方がいらっしゃいました。そこで、玄米・菜食を厳密に実行するかわりに、一日
に½合だけの日本酒を許可したのです。

この患者さんはこれを厳守され、とうとう肝臓ガンを治されました。そしていつも「お
酒を飲みながらガンを治したのは、世界でも自分ぐらいではないか」と嬉しそうに話さ
れています。

私が成人して間もない頃、医者であった父と一緒に飲むと、父は繰り返し繰り返し「安
酒は飲むな」という話をしていました。その時はその意味がよくわからなかったのです

が、「質の悪い酒は体に悪い」ということが言いたかったようです。酒に不自然な糖分や調味料、添加物や保存料が加えられていると、肝臓障害やその他のトラブルが起こりやすくなるので「注意しろ」という親心だったのでしょう。

「アルコールは適量なら、コレステロールの代謝によい効果があり、虚血性心疾患を予防する」と世界心臓学会も発表しています。実際に、グルジアの長寿者たちをみていても、みんな酒に強く、楽しみながら飲んでいます。まるで、お酒を飲むことが健康長寿の条件ではないかと思えるほどです。ただし、もちろん、飲みすぎはいけません。適量を守りましょう。

「タバコ肺ガン説」は本当か？

お酒という嗜好品のお話をしたので、食品ではありませんが、タバコについても言及しておきたいと思います。

「タバコはニコチンやタール、一酸化炭素など有害なガスを体内に取り込むことになる、だから、タバコは有害である」というのがタバコ発ガン説の根拠です。タールという物質そのものは代表的なガン因子であり、ニコチンは心臓に悪影響を及ぼす物質です。

しかし、このように単純に切って捨てるのは早計ではないかと思います。タバコを吸うということは、有害と目されている物質のみを体内に入れるということではなく、タバコの葉を燃やすことによって生じた複合成分を全体として受け入れるものですから、喫煙が有害かどうかは、別の角度からも検討する必要があります。

物事の本質を知ろうとする時は、そのルーツをたどってみるのが手っ取り早く、確実な方法ですが、これはタバコにも当てはまります。そもそもタバコというものは、人類の歴史とともに古くからありました。もし、現在言われているように有害なものであるとすれば、とっくの昔に消えているのではないでしょうか。少なくとも、現在まで、世界中の多くの人たちによって、連綿と喫煙習慣が引き継がれてきたということは、それだけの効用もあったからではないでしょうか。

たとえば、メキシコ・インディオであるウィチョール族の男性たちは、聖地もうでが何千年ものあいだ、重要な生活行事になっています。険しい山道や灼熱の砂漠などを越え、二週間あまりの時間をかけて、男たちは聖地にたどりつくのですが、その時、彼らが持参するのは「トウモロコシ粉」と「水」と「タバコ」だけなのです。タバコが加えられているのは、速効性のある疲労回復剤として重要だからとの理由です。

確かにタバコには、いくつかの有用性も認められます。たとえば、精神的・肉体的な疲労を回復させてストレスを解消できること、利尿作用、腸の蠕動運動の促進、異常食欲の防止、興奮抑制、欲求不満の解消などに大いに役立ってくれます。ところが現代社会では、発ガン物質の筆頭に挙げられ、嫌煙権はどんどん拡大され、公共の場でタバコを吸える場所はほとんどなくなりました。

しかし、興味深いデータもあります。ドイツでは、タバコのニコチン、タールの総量は年々減少しているのに、肺ガンの発生率は逆に年々増加しているというのです。これはドイツだけではなく、日本にも当てはまります。低ニコチンの軽いタバコが多くなってきており、喫煙者も減っているにもかかわらず、肺ガン患者は増えています。それに、まったくタバコを吸わない人でも、肺ガンや心臓病になっている人はいます。これはどう説明すればいいのでしょう?

以前、「ニコチンやタールが野菜の成分で消える」という実験結果が話題になったことがありました。これは、野菜に含まれているビタミンやミネラル、酵素などが、有害物質を分解処理する作用をもっており、タバコに関しても有効ではないかというものでした。

このようなデータや事実を総合的に判断しますと、タバコが体にとって「有害」なものになるかどうかは、結局、その人の体質によるものと思われるのです。血液をきれいにして、穀物・菜食の「自然医食」を日頃から実行していれば、タバコの有害性は消去されるので、「適煙」なら問題ないということなのです。ですから、私自身も「適酒適煙」にしています。せっかくの嗜好品です。有害説にビクビクしていたのでは、おいしくありません。一日に一〇本以内と決めて、ストレス解消に役立てたいものです。

このように酒やタバコを含めて、嗜好品というものは、もともとは善でも悪でもありません。体と接触した時点で、いろいろな作用があらわれるのです。体質や体調がいい時は、疲労回復や心の安定、呼吸機能の賦活《ふかつ》や頭脳の活性化というようにプラスに働きます。しかし、体質や体調が悪い時には、喉を荒らしたり、胃の粘膜を荒らしたり、肺に炎症を起こしたり、血行を悪くして肌を汚したり、タバコ有害説でいわれるようなさまざまなマイナス作用があらわれます。つまり、そのどちら側の作用があらわれるかは、結局はその人個人の体質や体調の問題なのです。

嗜好品の持ち味や有効性を引き出せるように、普段から「自然医食」で自分の体質を調整・強化しておくことが必要です。それができていれば、嗜好品の有用性を得ながら存分に楽しむことができるのです。

グルジアの一〇〇歳長寿者（一〇〇歳を超える長寿者）たちの中にも、ヘビースモーカーは何人もおられたし、「一〇〇年以上、毎日吸い続けてきた」というつわものもいました。こういう事実を目の当たりにすると、つくづく現代人はひ弱であると感じます。

薬草茶を常用茶に

私たちは日常的にかなり頻繁に飲み物をとっています。しかし、昨今はその量が多すぎて、それが原因で体が冷え、体温が下がり、ガンになりやすい陰性体質に傾く傾向が強いことは、先に述べた通りです。ですから、飲む量と同時に「何を飲むか？」ということはとても大切です。

食事を玄米・菜食にして気をつけていても、飲み物が牛乳やジュース、それに白砂糖やクリーム類をたっぷり入れたコーヒーや紅茶、どんな添加物が入っているかわからないコーラや清涼飲料水では、血液を汚す一方で、ガン退治や予防に成果は上がりません。

そこで見直したいのが、**日本茶（緑茶）**です。白砂糖の心配がなく楽しめますし、ビタミンやポリフェノールを含み、抗酸化作用もバッチリ。無農薬・有機栽培のものが入手できれば理想的です。

また、浄血効果のある飲み物として、ガンの患者さんたちにすすめているのは、**薬草茶**です。昔から、野草に含まれる成分が病気治療や健康増進に効果があることを、人々は経験的に知っており、利用してきました。それらが今日、薬草茶といわれているもので、お茶代わりに常用することで薬効が得られます。厳冬の風雪に耐え、大地に根を張って土のミネラル、太陽の光を十分吸収してきた薬草は、環境への適応力や強い生命力などを備えています。このバイタリティーを薬草茶にして飲むことで、もらい受け、パワーアップやガン・慢性病の治癒効果につなげることができるのです。

以下におすすめできる身近な薬草をあげておきましょう。

エゾウコギ――強壮・強精作用があり、疲労回復に効果がある。単純ヘルペス感染の頻度を低下させる。

カワラヨモギ――肝臓機能の正常化作用があるので、血液の浄化が進む。解熱・消炎作用もあり、肉食の害を除去してガン体質を改善する。

カンゾウ――健胃作用が大きく、抗アレルギー作用がある。副腎皮質ホルモンに似た作用をもつ成分も含まれており、抵抗力を強化する。整腸作用が大きく、血管に沈着したコレステロールを洗い流す作用もある。

クコ――昔から万能薬・延命薬として有名。薬草の中でもとくに総合的な薬効を強力にあらわす。

シャゼンソウ（オオバコ）――セキの妙薬だがすぐれた健胃効果もある。ビタミン、ミネラルも豊富で、粘膜の抵抗力を強める。消化液の分泌をスムーズにする作用もあり、強肝作用が大きく、血液の浄化力も高い。

ドクダミ――緩下作用、利尿作用があり、常用していると胃腸が丈夫になり、血液の性状が正常化される。

ハトムギ――消化器系のガンや子宮ガンに効果がある。利尿作用があり、体内のよけいな水分とそこに溶け込んでいる老廃物をすみやかに排せつするので、浄血効果も高い。

ムラサキ――消化器系のガン、乳ガン、皮膚ガン、白血病などに効果がある。毒素の排せつが促進され、全身の細胞の新陳代謝が促される。

レンセンソウ――糖尿病や腎臓病に効果がある。ガンの悪化には、血液性状の異常と排せつ機能の障害が大きな関係を持っているので、糖尿病・腎臓病に有効な薬草はガンにも効果的に作用する。また、鎮静作用、利尿作用、強壮効果などもあるので、抗ガン効果がある。

これらの薬草をご自分の体調、症状に合わせて数種類を組み合わせたものをお茶がわりに常用すると、胃腸にも負担がかからず、薬草のエッセンスが効率よく補給できます。薬草茶は各地の自然食品店などで入手できます。とはいえ、結果的に水分補給ともなり、利尿作用や緩下作用がある薬草もあるので、活動している日中に飲み、夕方以降は控えめにしましょう。

体質を陽性化する食べ方の工夫

現代人は水分や食物の旬を考えず、体を冷やす食べ方をしています。それが、低体温化を招き、ガンや慢性病が増え続けているひとつの原因でもあります。体温が上がれば免疫力はアップするので、それだけでもガン予防になるのですから、普段から体を冷やさないような生活を心がけることは大切です。

特に食物の摂り方は、体温に大きな関わりがあります。それは、食物自身に体を冷やす「陰性」や、体を温める「陽性」の性質が備わっているからです。ですから、現代人に多い「陰性体質」の方は陽性の食物を、逆に「陽性体質」への偏りが大きい方は陰性の食物を摂ることで、体質が中庸となり、健康な状態に保たれます。

原則として、体が冷えている「陰性体質」の方が避けたほうがよい「**体を冷やす陰性の食品**」は、**葉菜類（レタスなど）**、**果物**、**水**、**砂糖**などです。これらの食品はなるべく避けるか、どうしても摂る場合も、暑い時期や気温の高い時間帯に限ります。

逆に摂ったほうがよい**陽性の食品**は、**根菜**、**穀物**、**木の実**、**塩**などです。具体的には、根菜では**ニンジン**、**ゴボウ**、**レンコン**、ネギ類では**ワケギ**、**ネギ**、**ニンニク**、野草では**ヨモギ**や**タンポポ**、イモ類では**ジネンジョ**や**ヤマイモ**などです。**塩分を含む発酵食品**、**タクワン**や**みそ漬**といった**漬物**もいいでしょう。他に**塩分を含む海草**、**塩昆布**なども陽性食品です。調理するときは、加熱したり、漬物にして水分を飛ばし、塩を加えます。とくに根菜類はゴマ和え、油炒めなどにするといいでしょう。

食物の陰陽を見分けるポイント

では、ここで食物の陰陽の見分け方をいくつかご紹介しましょう。

まずは食物の色。**白いものは陰性、黒いものは陽性**という傾向があります。ミネラルが入った黒砂糖のほうが、精製された白砂糖より体を冷やしません。黒い玄米パンより白い小麦粉や砂糖を使った白パンは体を冷やします。

また、その食物の原産地を考えるのも、ひとつの方法です。

たとえば、メロンやパイナップルなどの南国産の果物は体を冷やす陰性食物です。それは、南国で生きていくためには、体を冷やすことが必要条件であるからです。

このように、食物の陰陽を知って、体を温めることを心がけてください。本当に現代社会における生活条件は、体を冷やすように作用する要素が多いから要注意。体温を下げないように工夫することと、基礎体温を高める努力をすることは、きわめて大事な抗ガン対策なのです。

夕食は就寝三時間前までに終える

ここで、一日を通しての「食事のしかた」を確認しておきましょう。

まず、**朝食は、軽めが原則**です。もともと日本人は二食だったものが、戦国時代以降、三食に増えたようです。朝は体を目覚めさせ、副交感神経から活動するための交感神経にスイッチを切り替えるよう、ごく軽く食べる程度でよいでしょう。午前中は排せつタイムであり、体から余分なものを出し切る時間帯です。腸の蠕動運動を起こし、排せつをスムーズにする必要もありますから、水分は適量をとりましょう。

昼も軽めにすませるのが、おすすめです。お勤めの方でしたら、弁当を持参していかれるとよいでしょう。外食は肉類が多く、どんな食材を使っているかも確認できません。玄米・雑穀を食べるのも難しいでしょうから、どうしても外食になる場合は、日本そばが無難です。冬は根菜類がたくさん入った温かい「けんちんそば」、夏は薬味をたっぷり添えた「ざるそば」などもいいでしょう。

夕食は、**玄米・雑穀ごはんに「季節の野菜」「海草」「小魚」のおかず**、そして、**発酵**

食の「みそ汁」を忘れずに。軽く一杯ぐらいの晩酌もいいでしょう。夕食は自然医食のルールにのっとっていれば、それほど神経質になる必要はありません。ただし、就寝の三時間前までには終わらせるように気をつけてください。

胃の中のものが消化されるためには、最低でも三時間ぐらいはどうしても必要です。本人にその意識はなくても、寝る直前に食事をしたのでは、胃腸をはじめ、体が食べ物を消化しようと必死になって動いていますから、体は休んだことにならず、眠りはどうしても浅くなってしまいます。

夜、寝るということは、脳を休ませるためだと思われているようですが、実はそれだけではありません。体の中で、消費された消化液の補充や、体にとって必要なものと不要なものの「仕分け」が行われており、必要なものは腸から取り込まれ、そうでないものは翌日の朝、排出されます。つまり、睡眠は、消化・補完作業や仕分け作業の時間であり、それに集中するために、脳を休ませているのにすぎないのです。

ですから、極端なことを言うと、食事をしなければ、寝る必要はないのです。「寝食を忘れる」という言葉がありますが、あれは、「食べなければ寝る必要はない」という意味も含まれているのではないかと思っています。いずれにせよ、食べてからすぐ寝るというのでは、せっかくの食事も未消化に終わり、体のために有効に活用されません。現代人の夕食の時間はどんどん遅くなっており、食べてすぐ寝るという方、あるいはおなかがいっぱいでないと寝られないという方もいますが、これは悪しき習慣であり、ぜひ改めて欲しいものです。

「自然医食」療法の四原則

ここまで「自然医学」の考え方を基本にした「自然医食」療法の基本をお伝えしてきました。これらを今一度、確認しておきましょう。

基本的な考え方は、次の四つの原則に集約されます。

❶発ガン物質である肉、卵、牛乳、白米、白砂糖、化学塩、化学合成物質（化学調味料、保存料や着色料など添加物）の入った加工食品などを食べない。

❷主食は、玄米を中心として雑穀を加えた玄米・雑穀ごはんを主食にする。玄米五割、キビ、アワ、ハトムギなどの雑穀とアズキ、クロマメなどを合わせたもの五割が理想。

この玄米・雑穀ごはんをとにかくよく噛んで（一口一〇〇回以上）食べる。主食の量は食事全体の½から⅔に。

❸副食には「季節の野菜」「海草」「小魚」「発酵食品」を。野菜は可能な限り、無農薬・有機農法で作られたものにする。根菜は皮つきのまま使う。発酵食品である「みそ汁」をプラス。副食の割合は、多くしすぎないことが大事。

❹調味料は、昔ながらの製法で作られた添加物の入っていない本物のみそ、醤油、植物油（圧搾法によるもの）、自然塩、保存料などの入っていない自然酒に限る。甘味は塩分の使い方、自然酒、タマネギの活用などによって素材がもっている自然の甘味を引き出す。

以上を基本として実行していただければ、腸内の細菌のバランスが整って発ガン物質が発生しにくくなり、野菜の葉緑素などで血液が浄化され、玄米・雑穀で細胞が元気になり、自然治癒力が高まります。そうすれば、ガンや慢性病の予防はもちろん、この自然医食をより厳密に実行することで、ガンを治すこともできるのです。

こんなメニューでガンを治そう——その1・主食

発ガン食品をやめて、野菜中心の食事に切り替えても、主食を玄米・雑穀ごはんにしなければ、ビタミンやミネラル不足になってしまいます。そこで、飽きがこないよう、玄米・雑穀ごはんのバリエーションをご紹介しておきましょう。

玄米——玄米もち
玄米パン
玄米うどん
玄米せんべいなど

雑穀——ハトムギがゆ
焼きとうもろこし
雑穀パン
アワもち
キビもち

玄麦スパゲティなど

市販のパン—無添加、無漂白はもちろん、未精白のきぐるみの粉を使っているかどうかが大切

外食——日本そばにするのがいちばん無難。そば粉の割合が多く（できれば十割そば）、色の黒いものを選ぶ

こんなメニューでガンを治そう——その2・副食

単調になりがちな副食も、シンプルなおかずでレパートリーを増やしていけば、自然医食の実行はラクになります。ここにあげているのはほんの一例ですから、各ご家庭で工夫してみてください。

根菜類を使ったおかず（ニンジン）——精進揚げ

カレー

油揚げの袋煮

きんぴら

（ゴボウ）――きんぴら

たたきごぼう

煮しめ

（レンコン）――おろし揚げ（シソの葉を巻く）

煮物

煮ハス

（ダイコン）――ダイコンおろし

ふろふき

みそ汁の具

葉（茎）菜を使ったおかず（青葉）――ニラの油炒め

春菊のゴマ和え

三つ葉のおひたし

（グリーンアスパラガス）――天ぷら

茹でワサビ醤油がけ

スープ煮

（フキ）――煮含め

炒め煮

（ネギ）――生ネギみそ添え

海草を使ったおかず（ヒジキ）――油揚げとの炒め煮

白和え

炊き合わせ

（ワカメ）――みそ汁の具

ぬた

若竹煮

（昆布）――昆布巻き

おでん

がんもどき

発酵食品を使ったおかず（納豆）――ネギの他にミョウガ、ニラ、タマネギ、ダイコンおろしなどを加える

納豆汁

（みそ）――みそ汁

みそぎょうざ

野菜のみそ煮

鉄火みそ

小魚類を使ったおかず

（ジャコ）――おろし和え

かき揚げ

酢みそ和え

（アサリ）――みそ汁の具

酒蒸し

からし和え

（イカ）――酒炒りしてワサビ醤油がけ

照り焼き

みそ和え

究極の「消ガンメニュー」はこれだ！

ここまでで、私の提唱している「自然医学」を基本にした「自然医食」療法がご理解いただけたと思います。とりわけ、実際にガンを発症し、闘病生活を余儀なくされている方は、より厳密に「自然医食」を実行していただく必要があります。

そこで、ここでは効果の高い究極の「ガン消去メニュー」の例をご紹介しておきましょう。現代人は美食・過食が原因でガンを発症している場合が多いので、まず素食にして、余分なものを排出しなければなりません。

かつて一九七〇年前後は、このメニューをきちんと実行されると、三ヵ月ほどでガンが消えることがほとんどでした。しかし、生まれた時から公害物質や合成化学物質に汚染されてきている現代人の場合は、血液の汚れ方がひどく、とても三ヵ月で血液をきれいにできるような状態ではありません。浄血され、健康を取り戻すまで、数年を要する場合もあります。

しかし、このメニューを実行していれば、着実に体の自然治癒力は回復し、ガンを克服することができるのです。

〈消ガンメニュー〉

●朝食……一日元気に活動するための交感神経を優位にし、排せつのためのスイッチを入れることが目的なので、ごく少量でよい。

〈メニュー例（いずれか一品のみ）〉

・玄米おもゆ一膳
・季節の野菜や青菜を入れたみそ汁一杯
・リンゴ一個
・絞りたての果物・野菜ジュースコップ一杯
・緑茶の中に梅干しを一個入れたもの一杯

●昼食……基本的には食べないことが望ましい。お勤めの方は左記のお弁当を持参するのがおすすめ。

〈メニュー例〉

・玄米・雑穀おむすび一〜二個

主食用の玄米・雑穀を**自然塩**でむすんだもの。中に**梅干し**を入れると殺菌作用もあってよい。**海苔**（とくに昔ながらの圧搾法で作られているゴマ油をぬった韓国ノリがおすすめ）を巻く。**大葉**を巻くのもよい（防腐剤がわりになる）。

・つけもの　タクワンなどを数枚

●夕食……自然医食療法の基本にしたがって、**玄米・雑穀ごはん**を主食に。おかずは**季節の野菜・海草・小魚**を。発酵食品の**みそ汁**を添える。一口一〇〇回噛むことを忘れずに。

量としては物足りないかもしれませんが、続けていくうちにだんだん慣れてきます。どうしても間食が必要という方は、木の実かドライフルーツを。

実際に私自身、このメニューを厳密に実行しており、昼食は食べていません。しかし、昼間はクリニックで診察を行い、夜は少しお酒もいただきながら、原稿書きや読書などを行い、時にはテレビを観て、何ら問題なく健康で元気に過ごしています。

「体質改善反応」が出ても続けることが大切

自然医食療法を実践し始めると、さまざまな症状が出ることがあります。これを「体質改善反応」と言います。

肉食をやめ、それまでとは違った内容の食事に切り替えると、血液の性状が大幅に改善されていき、長い間、組織に停滞していた毒素がどんどん排せつされていくようになります。その結果、体全体の物質代謝が活発になるのですが、その生理機能の大きな揺れが、さまざまな症状としてあらわれます。早い方では一週間ぐらいから、遅い方でも三ヵ月から半年ぐらいのあいだに反応が出てきます。

よくみられる症状としては、頭痛、肩こり、発熱、めまい、歯ぐきの痛みやゆるみ、口内炎、手足のしびれ、胃痛、腰痛、発疹、脱力感、疲労感、古傷の痛み、昔かかったことのある病気の症状などがあげられますが、人によってあらわれ方は千差万別です。ガンが進行していたり、強い作用の抗ガン剤などを使っていた場合は、反応も強く出がちですが、そういう場合は、「自然な手当法」を行います。

自然な手当とは、発熱の場合にはクズ湯を飲むとか、胃痛の場合は熱い梅生番茶《うめしょうばんちゃ》を飲むといった方法です。体質改善反応は一度でおさまることもあれば、繰り返し出ることもあります。繰り返し起こる場合は、前と同じ症状が出ることもありますが、たいていは別の反応が起こります。

このような体質改善反応が起こるのは、本格的に体が回復していることを意味しています。体重も落ちますが、ここで自然医食療法を中断せずに、そのまま続けてください。症状は必ず自然におさまります。あわてて現代医学の薬を服用したりしないようにしましょう。それまでの努力が水泡に帰してしまうことになります。

この反応が出る時期は、発ガン食品（肉、卵、牛乳、白米、白砂糖、化学調味料）は決して摂らないように注意します。反応が極端に出やすいので、たとえ少量でも危険です。症状が出るのを境に、体質は好転していきますから、快癒を楽しみに明るい気持ちでこの時期を乗り切りましょう。

「合成化学物質」にすぎない化学薬剤をやめる

日本国民の医療費の総額は年々増えています。逼迫する国家予算の中で、医療費を抑えようと政府は躍起になっていますが、高齢者人口が増える中、それは困難なようです。そもそも、こうなってしまったのは、薬漬けの医療に問題があるのです。特定の薬で特定の症状を抑えようとする現代医療には、良い面など存在しません。

しかも、現在使用されている薬剤は、漢方薬をのぞけばすべて「合成化学物質」にすぎず、それは医療の本来の目的である治療には何の役にも立たないどころか、むしろ病気を悪化させてしまうのです。

薬物、とくにガン治療に用いる抗ガン剤は、もともとは毒ガスから作り出されたものです。仮にガン腫には多少の効果があったとしても、他の正常な細胞には「毒」にしかならず、その副作用は大変つらいものです。ですから、ガンをせん滅する前に、おおもとである患者さんの体を壊してしまいます。これが現代医学の限界であり、問題点でもあります。

薬を用いた治療は、病気そのものを治すものではなく、病気の症状に対して、それを一時的に抑えることが精一杯です。ですから、薬が切れてしまえば、症状が再びあらわれることになるうえ、化学薬剤によるダメージも深刻化していきます。それを何度も繰り返していくのです。この無駄な反復はやがて命の灯を吹き消す結果にもなるでしょう。この矛盾点を早くから指摘し、人それぞれが持っている自然治癒力を回復させて、病気を根本から治そうというのが「自然医学」であり、その方法の根幹を成すのは「自然医食」療法です。ですから、自然医食療法でガンを治そうという方には、「合成化学物質」にすぎない化学薬剤の服用中止が大前提となります。化学薬剤は、症状の一時しのぎにしかならず、自然治癒力を弱めてしまうからです。しかも、体の細胞に取り込まれ、長時間働くように作られているため、いったん体の中に入ってしまうと、なかなか外に排出されず、結局、その薬剤自体が「発ガン物質」になってしまうという怖い点も持ち合わせています。

化学薬剤は化学的に合成された物質であり、それは、添加物や農薬などと何ら変わりはありません。たとえある症状や臓器に有用と見える作用が見られたとしても、他の正常な臓器や働きには、多かれ少なかれ「毒性」を表すことになります。

その証拠に、化学薬剤の副作用に悩んでいる方は大勢います。また、その副作用を抑えるために、別の薬を処方され「気がついたら一〇種類以上も薬を飲んでいた」という方も少なくありません。それが体に悪影響を及ぼすことは、常識で考えてもわかります。

このような観点から、自然医食療法では、化学薬剤を発ガン物質と捉えており、極力早く縁を切るように指導しています。それがガンを根治するためであり、確実に予防・再発防止するために、必須不可欠事項であるからです。

「継続は力なり」。続けることで体が変わる

食べ物に不自由し、いつもおなかをすかせていた戦中・戦後を知っている世代ならいざ知らず、テレビでは毎日グルメ番組が放映され、食品のコマーシャルが頻繁に流され続け、二四時間コンビニエンス・ストアで食品が買える現在の日本。このような状況では、自然医食療法を続けるためには、かなり強い意志が必要かもしれません。

もちろん、自然医食療法のルールにしたがって、食事管理を徹底していただくことがガンを消すためには最も重要です。しかし、何事も過ぎたるは及ばざるがごとし、あま

りストイックになりすぎると、ストレスがたまり、長続きしません。

一定期間以上、自然医食療法の原則に沿った食生活を続けていると、自然に体のほうが、不健康な食品を受けつけなくなりますから、この体の自然性を信じて気持ちを楽にもつように努めましょう。もし、おつき合いで焼肉屋さんに行くことになって肉を食べたとしても「ああ、ダメだ」などと落ち込まないでください。

たとえば、それまでの一週間、厳密に自然医食療法を実行していたのなら、その一回の食事で、それまでの成果がまったくゼロになるわけではないからです。

もちろん、焼肉を食べてしまったことで、せっかくきれいになりつつあった血液が、汚れてしまうことは避けられません。

しかし、成果が五歩進んで三歩後退したのなら、少なくとも二歩は前に進んでいるのです。ですから、「自然医食療法を続けてきたから、害のある食べ物に対してどんな反応を示すか実験してみよう」ぐらいのポジティブな気持ちで楽しんでしまいましょう。

人間は「絶対にダメ」と禁止されると、どうしても、そこに執着してしまうものですが、少しゆるめに「月に一回ぐらいはいいかな」ぐらいの気持ちでいれば、それほどのつらさも感じずに継続していけるものなのです。

少し脱線し後退する日があったとしても、また、軌道に復帰して続ける……これを繰り返していけばいいのです。これこそが健康な心身を手に入れるための極意と言えましょう。

第5章

ガン治療の実例

――患者さんの体験談

私が東京都文京区に『お茶の水クリニック』を開いたのは、一九七〇年のことです。以来、多くの方が来院され、自然医食療法の実践によって、病気を克服されています。そのほとんどの患者さんが他の病院で「余命宣告」を受けられたガンの方たちです。

ここでは、患者さんたちがどのように自然医食療法を受け入れ、ガンを克服されていったのかを語っていただきました。「自然医学」による自然医食療法が実践するに値するものであるということを、患者さんたちのナマの声から感じていただければ幸いです。

「自然医学」を知って、ガンに対する恐怖心がなくなりました

（五〇歳・Nさん女性・乳ガン）

二〇代で乳腺腫になり、何の知識もなく、医者に言われるままに手術をしました。当時は普通の食事をしていましたが、自分では「栄養のある正しい食事をしているのに、どうして私が病気になるのか」と思っていました。「肉、卵、野菜も食べ、バランスを考えて三〇品目も摂っているのに」と。

でも、今思い出してみると、ウインナーなどの加工食品もよく食べていましたね。そ

して、子宮内膜症のせいで生理痛がひどくて、鎮痛剤ばかり飲んでいました。

三七歳の時、伴侶を失い、その精神的なストレスや子育てのプレッシャーのせいなのか、一〇年後、乳ガンになりました。その時、手術は受けましたが、再発を防ぐための抗ガン剤や放射線治療は受けるつもりはありませんでした。それというのも、長年の病院とのつき合いで、病院や医者に対する不信感があったからです。

患者としては「安心」を求めて病院に行っているのに、医者は必死になって病気を見つけようとします。それなのに「早期発見して、早期治療をしても治るとは言えない」などと無責任なことを言うのです。これでは自分の大切な体はまかせられません。

乳ガンは治りやすいガンと言われている反面、再発の可能性も長く残ります。そこで、主人が生前お世話になっていた鍼灸治療の先生にご相談したところ、「森下先生のところできちんと食事指導を受けたほうがいい」とアドバイスされ、『お茶の水クリニック』を紹介してくださいました。

診察を受ける前に、森下先生の本を何冊も読んで、自然医食療法について納得していたので、玄米食などは抵抗なく受け入れることができました。

そして、実践しているうちに、自分の体でも変化がわかるようになってきました。私にとって、玄米に出合えたことはとても大きかったですね。先生に診ていただいた結果でも、私の体質に玄米は合っているそうですが、「こんなに美味しいものを何でももっと早くから知ることができなかったのか」と思うぐらいでした。ですから、食生活を変えたことはまったく苦ではなく、今ではお肉を食べたいとも思いません。

ただ、間食だけはしてしまいます（笑）。でも、お菓子の種類を選んで、体が受け入れられるものだけしか食べていません。逆に変なものを食べると、体がすぐに反応します。便秘になったりするので、すぐにわかります。

私の様子を見て、息子も娘もお弁当に玄米おにぎりを持っていったりしています。二人とも玄米にしたら体が引き締まってきて、息子は陸上部なのですが、高跳びの自己ベストを更新しているようです。食べ物の嗜好性が変わり、集中力やスタミナがついたことを実感しているようですね。

自然医食療法に出合う前は、ガンに対してすごく恐怖心があったんです。でも、自然医学を理解し、食事療法を実践するようになってからは、その恐怖心も消えました。結局、自分の病気は自分で作ったものだと理解できるようになったからです。それならば「生活のスタイルと食事を変えれば、自分の力で治せる」と思えるようになりました。

もし、病院に不信感を持ちつつ、抗ガン剤や放射線治療を行っていたら、常に再発の恐怖におびえながら、体調を崩すことになっていたものと思います。

今は『お茶の水クリニック』に通うと同時に、仕事の合間に鍼灸や岩盤浴などで、体内毒素の排出を積極的に行うように努めています。今後も自然医食療法を続けている限り、「私は大丈夫」という気持ちでいられると思います。

薬依存から解放され、悪性の胃ガンも克服できました

（七〇歳・Sさん男性・胃ガン）

私は学校の事務の仕事をしていたのですが、精神的なストレスを受けて、うつ病になってしまいました。そこで、薬を四年半ぐらい飲んでいたのですが、その副作用による便秘がひどくて大変でした。それを病院で話すと、今度は下剤を処方される。あまりに付け焼き刃な対応に、素人ながらあきれていました。

そんな生活を続けているうちに、とうとう今度は悪性の胃ガンと診断されたのです。病院では「手術しかない」と言われたのですが、決心がつかず迷っていた時に、本屋さ

んで森下先生の『クスリをいっさい使わないで病気を治す本』（三笠書房）を見つけ「これしかない！」と思い、『お茶の水クリニック』を訪ねました。

うつ病の薬の場合、徐々に薬を減らしていくのが一般的なのですが、森下先生は「そんなのを飲んでいると死を招きます」とキッパリおっしゃいました。そこで、その言葉を重く受け止め、薬漬けの生活に決別しようと、薬を全部捨てました。

最初は、うつ病で眠れないのでは？と不安でしたが、森下先生が「眠れないときは起きていればいいです。横になっていれば内臓は休まります。次の日に体を動かしていれば、いずれ眠くなります」とおっしゃったので、すごく気持ちが楽になりました。

薬をやめるのと同時に、自然医食療法を開始し、頑固な便秘症も、アズキを用いた自然手当法で改善しました。いつの間にか腸の調子が変わってきて、自然にお通じが良くなってきました。とにかく、それまでの薬漬けの生活から解放されるなんて、本当に夢にも思っていませんでしたね。

食事療法を半年ぐらい続けたら体調が良くなり、今は胃ガンと言われてから一〇年近くになりますが、体調に問題はありません。もともとは肉好きだった家内と一緒に玄米・菜食を続けて、元気に暮らしています。これもすべて森下先生の「医者が病気を治すのではありません。自分で治すものです。私はその指導をしているだけです」という言葉に勇気づけられたおかげです。

一般の病院では、病氣の原因が食生活や薬に関連しているとは、一切考えていないですよね。食生活は二の次という感じで。そんな中で、私は学校の給食で肉食もしていましたし、境界型の糖尿病になってからも食事療法を知らなかったので、白米や大魚も普通に食べていました。それに加えて、大量の薬の服用。今考えれば、胃ガンになるのは当たり前のような生活でした。

森下先生のおかげで元気になれたのだから、今度は人のためになることを何かやろうと、ボランティア活動に励んでいます。おかげさまで本当に元気になりました。ありがとうございます。

普通食に戻したら甲状腺ガンに。再び自然医食を実践中

（六〇歳・Nさん女性・子宮筋腫・甲状腺ガン）

『お茶の水クリニック』には二〇年以上前から通っています。最初は中性脂肪が四〇〇

もあって、それに高血圧だったということがきっかけでした。それだけではなく、子宮筋腫や慢性乳腺症もあり、知人の紹介でクリニックを知って診察を受けました。

私は四〇歳ぐらいまではものすごいグルメで、お肉やうなぎなどが大好きだったのです。おいしいものの情報が入ると、それが遠方であろうが主人と一緒に食べに出かけていました。それで罰が当たったのでしょうか。当時はとにかく体がふらついて、つらかったですね。

森下先生に診ていただくと、ガンの一歩手前の「前ガン状態」だったそうで、お話をお聞きして、すぐに食事療法を行いました。

本当に病気がつらかったので、徹底して食事療法を行ったのですが、美食に舌が慣れていたので、玄米を食べたときは砂を嚙む思いでした。今は普通に食べられますけれど、当時はまずく感じて、涙が出ました（笑）。ですが、おかげさまで体の状態はどんどん良くなって、半年でガチョウの卵ぐらいの大きさだった子宮筋腫が消えてくれました。それで「食事で病気は治る」と確信することができました。

最初の二年間は徹底した食事療法を行ったのですが、体の調子があまりにも良くなったので、肉以外は普通の食事に戻して、甘いものもけっこう食べるようになりました。

そうしているうちに、心臓病のあった主人が脳出血で亡くなってしまいました。主人は昔から心臓病だったのですが、食事療法をせずに、化学薬剤を飲み続けていたのです。私はあまりのショックに冷静さを失い、普通食に戻していたこともあって、血圧や血糖値も高くなってしまいました。薬は体に良くないということをわかってはいたのですが、降圧剤や血糖降下剤を飲み続け、結局、胃を悪くして、一年ぐらいで薬を飲むのはやめてしまいました。

このように、食事療法の中断や薬の副作用、ストレスなどが重なって、ついに二年前、甲状腺にガンが見つかったのです。すでに三センチの大きさにまでなっていて、手術をすすめられたのですが、それは断りました。最初に『お茶の水クリニック』に通っていたときに、ガンの三大療法の恐ろしさをうかがっていたので、それを受けるつもりはまったくありませんでした。またクリニックのお世話になることにしました。再び食事療法を徹底し、温熱療法も始めて、半年間でガンは小さくすることができました。それに、糖尿病や高血圧のほうは治ってしまいました。

今は自宅にも温熱器を置いて、なるべく体を温めるようにしています。私はものすごい低体温だったんです。それで、温熱療法や運動を積極的に採り入れていったら、体温が少しずつ上がってきたんです。やはり、体を冷やすとガンが元気になってしまいますから、冷えにはとくに気をつけています。

まだガンは完治とまではいっていませんが、食事療法と温熱療法を続けていこうと思っています。また、マイナス思考だった私が、クリニックのお世話になってから、ものすごく前向きになれたことにも感謝しています。たとえば「ありがとう」「感謝します」「うれしいな」とか、朝晩、口に出して言っています。どうやらガンは「ありがとう」という言葉に弱いみたいです（笑）。

クリニックでの特殊検査（氣能検査）の数値を頼りに、きちんとガンと向き合い、治そうと思っています。最初の失敗を教訓にして、二度と同じ失敗を繰り返さないよう、日々、努力していくつもりです。

「自然医学」を信じ、衣食住も自然な生活を心がけています

（六二歳・Nさん男性・直腸ガン）

ガンになる前は大の肉好きでした。週に二、三回はステーキを食べるぐらい（笑）。

一六年前に大腸ガンになったときは、クリニックを知らなかったので、手術をしてしまって、その後「抗ガン剤か人工肛門かどちらかを選択しなさい」と医者に言われ、両方とも嫌だったので、それまでの病院と決別し、『お茶の水クリニック』にうかがうことにしました。

最初の一年間は食事療法を徹底し、すごく調子が良くなりました。会社では毎日、玄米おにぎりだけにしたので、体重もいっきに落ちましたね。それから副食も少しずつ摂るようにしていきました。今は少し甘いものを摂ったりすることもありますが、体の基本ができているようなので、それほど影響はないようです。

以前、森下先生がこんなことをおっしゃったんです。

「真の健康状態を0、そして、悪い食べ物にはそれぞれのレベルがあるので1、2、3という数字にたとえると、本当に健康ならば0にいくらかけ算しても0なんです」と。

要は、いかに体を0の状態に近づけておけるか、ということなんだと思います。ですから、ずっと基本的には食事療法を続け、少し変なものを食べても毒素を出せる力がついていれば、健康を維持することはできると思っています。

自然医学と出合ってから、自然とのつき合い方を考えるようになりました。関東圏ばかりですが、山登りを積極的に行って体を動かし、自然に触れるようにしています。衣食住とは本来、人工的なものはいけないと思うのです。私は設計の仕事をしているのですが、自然に逆らうような高層ビルなどは、いずれ地震でしっぺ返しをくらうことでしょう。超高層ビルに住むなんて、私には信じられません。地面が見えない、子どもが遊んでいるところを目視できない。私はそんなところに住むのは反対です。やはり、昔ながらの風通しのいい木造平屋みたいなのが理想なのですが、今はそれも無理なことですから、せめて風通しを良くしてクーラーをつけないといった配慮は必要だと思います。ちなみに、うちには電子レンジなどもありません。

私は五人兄弟で、兄は食道ガンでしたが、最後まで自然医学を信じてくれずに亡くなりました。姉も乳ガンで抗ガン剤を使っていたのですが、結局、最期は病院でボロボロになって亡くなってしまいました。もう一人の姉も大腸ガンで、四〇歳の若さで亡くなりました。西洋医学に洗脳されていると、このような最期を送ることになるのだという怖さを、イヤというほど見てきました。森下先生はこんなにも成果を出されているのに、どうしてまだ多くの人に知っていただけないのか――と不思議に思うぐらいです。

本当は、政治体制や医療体制が変わればいいのですが、とにかく、今のままの医療では、国はもたないと思います。薬物療法ではなく、予防医学に重点を置いてのコスト削減を図る――など、すぐにできる対策はあるはずなのですが。

私は自然医学との出合いで、こんなにも元気になることができました。そして、自然との調和の大切さに気づくことができました。現代医学ではなく、自然医学の正しさを、多くの心ある人たちに知っていただきたいと思っています。

抗ガン剤治療をやめ、自然医食に変えたら二年半で完治

（六〇歳・Nさん女性・乳ガン）

四七歳の時、乳ガンが見つかり、それ以来、『お茶の水クリニック』のお世話になっています。私は、母が三六歳で胃ガンになり、西洋医学の治療で亡くなっていますから、西洋医学に対してもともと不信感を持っていました。しかも、自分も抗ガン剤の治療を始めたら、どんどん気持ちが悪くなり「こんな治療じゃ治らない」と思えてきました。そんな時、たまたま新聞の記事でクリニックのことを知ることができたのです。その記事を見るまでは西洋医学以外の選択肢があることを知りませんでしたが、森下先生のご

本を読んで「これなら治る」と確信し、抗ガン剤治療をきっぱりやめました。

食事療法を徹底して、一ヵ月で体質改善反応が出ました。背中が黒ずんだり、湿疹やそれまでにないひどい頭痛などでしたが、すべて化学薬剤が抜けてきている反応ととらえ、自然手当で乗り切りました。そうして二年半ぐらい経ったときに、乳ガンは消えてくれました。

ガンになる前は、体に自信があるつもりでいたのですが、ガンになったおかげで、それまでの知識が間違っていたことを知り、いろいろ勉強になりました。とにかく、以前の食生活は間違っていましたね。「肉は健康の源」みたいに考えていましたし、咀嚼の回数も全く足りていませんでした。

それからはもう、一般の病院に行こうとは思いません。病院に行くと気持ちも落ち込みますし、薬でどんどん自然治癒力を失わせていきますから。いろいろな症状が出るということはそれぞれに意味があることなのに、それを強引に薬で抑えるわけですから。

私がガンになった時、知人もガンであることが発覚。森下先生のご本を差し上げたんですけれど、信じてもらえませんでした。結局、亡くなりました。なんだか悔しいですね。自然医食療法を信じてくれる人が増えることを願っています。

主人は私につき合って玄米を食べ、自然医食のことも理解していますので、病気をせずにすんでいます。主人は幼稚園の園長をしているのですが、園児の給食制度も変えつつあります。いろいろな事情があって、まったく牛乳をやめるということはできていませんが、園児がお茶や豆乳を選択できるような制度にしました。ごはんも白米から胚芽米に切り替えています。

本当に多くの方々が自然医食療法の素晴らしさに気づき、私のように健康を取り戻してくださればいいのにと、心から思います。

余命三ヵ月、ステージ4の卵巣ガンを克服

（七〇歳・Sさん女性・卵巣ガン）

元来、大病をしたこともなく、中年太りを気にして毎日五キロのジョギングをして健康体を自負していました。ところが、一九九三年三月、腰痛が気になりはじめ、軽い気持ちで病院で診察を受けたところ、両方の卵巣にこぶし大の腫瘍ができていると言われてしまいました。以来、大きな病院をいくつもハシゴしましたが、結果は同じでした。

もし、悪性の腫瘍だったら……耐える自信がなかったので、家族には「もしもガンでも、告知はしないで」と頼みました。

家族はさまざまな民間療法の情報なども集めてくれて、その結果「手術はできるだけしないほうがいい」という結論になりました。しかし「手術をしたくない」と医師に告げると、「とんでもない。絶対に手術は必要です」と説得され、やはり、手術を受けることになりました。

手術後、家族は摘出した腫瘍を見せられ、医師の説明を受けました。事前の検査では胃も腸もきれいだと言われていたのに、おなかを開けてみたらガンだらけ。医師は「取れるところはできるだけ取りましたが、これ以上は無理でした」と、結局、胃も腸も切らずにおなかを閉めてくれたのです。これが、後に自然医食療法を行うときに幸いしました。

結局、医者からは家族に「余命は三～六ヵ月、抗ガン剤を使っても、助かる見込みはない。四年の生存率は0パーセント」という厳しい宣告がなされましたが、当の私はガンであることを自覚していなかったので、いたってのんびりしていました。しかし、それではいけないということで、実母が私に「ガンのステージ4（末期）」と告知してくれたのです。さすがにその夜はショックで眠れませんでした。

しかし、余命が三ヵ月と言われても、そこであきらめるような家族ではなく、いろいろ調べたりする中で、森下先生のご本を見つけてきてくれました。

それ以来、病院食は母が食べ、私は長女が運んできてくれる玄米食と薬草茶を始めました。まったく手探りの状態でしたが、なんとか病院の許可をもらい実行しました。

三週間ほど経った頃、「明日から抗ガン剤の治療をします」と言われ、副作用の説明がありました。しかし、抗ガン剤治療を行ったとしても治る保証はないのです。その日は夫や子どもたち、親兄弟と相談し、結局「抗ガン剤治療はしない」という結論に達しました。病院にそのことを告げたら、「専門家の言うことを聞かないで、素人の親族の言うことを聞くのですか?ここまで一所懸命に治療をしてきたのに心証を害します。抗ガン剤を断るのなら、病院でできることはないので退院してください」と言われました。私のほうが自分勝手だとは思いましたが、ここまできつく言われてしまうと、さすがに涙が出てきました。

『お茶の水クリニック』で診察を受けたのは、五月一日でした。病院の主治医からは「三重県から東京まで診察を受けに行けるかどうか保証できない」とまで言われましたが、家族に支えられ、七時間かけて、なんとかクリニックにたどり着きました。

診察では、森下先生のお顔が予想以上に厳しく、私の病状が相当厳しいのだな、ということを感じました。体験談を読んだ時は、どなたも少しの副食は許されていたのに、私は一切ダメで、玄米・雑穀ごはんに限るというご指示でした。

自然医食療法を始めて、一ヵ月ほどは特に苦になる症状もありませんでしたが、次第に胃痛、倦怠感、脱力感、関節痛、呼吸困難、皮膚の色素沈着、口内炎、眼の角膜出血、歯肉炎、湿疹、化膿した乳房からの排膿、飛蚊症、発熱など、いずれも激しい体質改善反応があらわれました。しかし、これらの症状をクリニックで教えていただいた枇杷わ葉ば温圧や生姜湿布など、昔からある「おばあちゃんの手当法」で治しながら、玄米・雑穀ごはんを食べ続けました。

半年後、先生から副食のお許しをいただき、食べたカボチャのおいしかったこと！その時の感動は今も忘れられません。

最初は寝てばかりいて、ほとんど動けませんでしたが、歩けるようになってからは、山道を散歩したり、ラジオ体操をしたり、畑仕事にも出られるようになりました。

自然医食療法を始めて三年。ついに一九九六年には、森下自然医学会恒例の高尾山ハイキングに参加し、翌年には志賀高原のスキーツアーにも参加しました。

病院で「余命三ヵ月」と言われたことを思うと、私自身も家族も夢のような心地です。森下先生からは「よく頑張って療養していますね」と言っていただき、涙が出ました。森下先生の情報を集めてくれた子どもたちに感謝しつつ、今、生きていることに感謝し、自然医食療法を続けています。


〈著者のコメント〉

多くの患者さんが来院される中、ここに体験談を寄稿してくださった皆さんは、どの方も印象深い方たちです。ガンの経緯も、来院されたご事情もよく存じ上げているつもりではありましたが、こうして改めて読ませていただくと、それぞれの方のご心痛やご家族のご心情などを改めて感じることができ、大いなる感動を受けました。

皆様お一人、お一人が大変な努力をなさって、ご自分でご自分のガンを克服された体験談には、私がどんなに言葉を尽くしても言いあらわせない、力強い説得力にあふれています。実は、ご家族やご親戚、お仕事先での影響などを憂慮され、体験談にご登場いただくのはなかなか難しいことが多いのですが、このように勇気を持って、自分の言葉で語ってくださったことに、心からお礼を申し上げます。

私は常々、患者さんにはこう申し上げています。「ガンや慢性病は医者が治すのではありません。私はただ、皆様が大自然の力を最大限に受け止めて、病気を克服されるためにささやかなアドバイスをしてさしあげているだけです」と。

この体験談を読ませていただき、そのことを改めて認識させられている次第です。同時に、こうした皆様の心からの声を、現代医学はなぜ受け止められないのか、そこに患者さん不在の現代医学に対する大きな憤りを感じます。

第６章

不治の病など、ありません

現代医学の罪

人は誰でも「健康でありたい」「ガンなどになりたくない」「慢性病と縁を切りたい」という望みを持っています。そして、その望みを叶えるために、大多数の人がそれぞれに努力しています。

にもかかわらず、大した成果が上がっていなかったり、むしろ逆効果だったり……。そのいちばんの原因は、現代医学の基本的な考え方が間違っていることに起因しています。

現在の医学の本流となっている西洋医学では、病気の発生を「病原体説」で捉えています。

たとえば「発病するのは病原体のしわざで、人間の体のせいではない。外にいるウィルスなどの病原体が体に侵入してくるために病気が起こる。それは、運が悪かったとしか言いようがない」というスタンスです。ですから「治療とは、病原体を攻撃することである。悪玉である病原体を攻撃して全滅させれば、体はもとの健康な状態に戻る。その攻撃・全滅法として、ガンでは手術、放射線治療、化学療法（抗ガン剤）を行う」ということです。

しかし、このような方法で、病気が根治されているわけではありません。ガンはいまだに不治の病として恐れられ、手術、放射線、抗ガン剤による治療では完治させることができないどころか、患者さんの体質は、不自然な治療によって軟弱になり、寿命を縮める結果になってしまっています。

生命の問題は、物理の問題のような考え方では解決しません。それは、部品を寄せ集めればロケットやクルマができ上がる機械的作業とは違い、生命は大前提として全体的、総合的に対処すべきものだからです。どんなに臓器という「部品」を寄せ集めても、「生命」には成り得ないということからも、ご理解いただけるはずです。生命の問題を「真に解決する」とは、単に苦痛を除去するとか、故障した臓器を取り替えるということではなく「人間が本来あるべき姿で生をまっとうさせる」ということです。

それはすなわち、健康体になることであり、健康で天寿をまっとうするということです。

「可逆性」がある限り、不治の病などない

健康を語る時、特に銘記しておきたいことがあります。

それは、生命の世界は「可逆的である」という特性があるということです。これは、命がある限り、どんな病気でも治る可能性をもっているということを示しています。

条件次第で、体はいい方向にも悪い方向にも向かうということです。病気になったというのは、病気になるだけの条件が整った結果なのであって、逆に適切な処置を行えば、病気は必ず治っていくのです。「不治の病」とか、「手遅れ」といった言葉を現代医学の医者たちは口にしますが、生命のあり方に照らしていえば、そんなことはあり得ないのです。

「元にもどる」ということが、生命現象の最大の特徴なのであって、難病の代表であるガンも例外ではありませんし、他の慢性病も同じです。正しい治療さえ行えば確実に治りますし、実際、治っていっているのです。

「自然治癒力」の考え方

現代医学では、病気の原因と人間の体を切り離して考える「二元論」をベースにしていますが、自然医学では、発病の原因だけではなく、生活環境のすべてを人間と一体として捉えている「一元論」で物事を捉えています。この世界のすべてを連続した一つのものとして考え、それぞれのものに便宜上、名前はつけていますが、本質的にはすべてが一体であるという考え方です。

このように一元的に物事を考えていくと、生命の問題も自然に解決の糸口が見つけられます。病気は人間の体に起こったひずみですが、それは、人間を取り巻いている生活環境のひずみを反映しているのです。

中でも、関わり合いの深い生活環境（食物、運動、精神）のあり方を正していけば、自然に病気は消えてしまうものです。

それだけではありません。人間の体自体にも、自らひずみを是正しようとするシステムが働いています。それが「自然治癒力」で、医学用語では「ホメオスターシス（体内の環境の恒常性を保とうとする機能)」と呼ばれています。

私たちが「病気」と呼んでいるのは、実はこの「自然治癒力」の発動であり、体自体が健康な状態に立ち戻ろうとする働きなのです。それが果たして「悪」でしょうか?

これは命を何とかして生き長らえさせようとする反応なのですから、まぎれもなく「善」です。「善」であるならば、攻撃するのは誤りで、攻撃とは逆の適応、あるいは同化による穏やかな治療法をとるのが、自然医学のやり方です。だからこそ、病気を本当に治すことができ、本来の健康をよみがえらせることが可能なのです。

たとえば、発熱した時、現代医学では、外から入ってきたウィルスが原因ととらえ、化学薬剤を用いて、そのウィルスの死滅をはかろうとします。

それに対して自然医学では、発熱は、自然治癒力が発動され、必要があって体温を高めていると考えます。ですから、無理に熱を下げるのはよくないことなのです。むしろ、発熱現象をスムーズに経過させるように体を温めたりして、自然治癒力がよく働くようにしむけるのです。

このどちらの方法が体にとって、そして、健康にとって正しいのか、賢明な読者の皆さんはすぐにおわかりになると信じます。

あらゆる病気の治療方法は、ただ一つ

これまで再三述べてきたように、体内で血液が造られる場所は腸です。その腸の中で、食物の腐敗が起こり、腐敗によってできた毒物が血液の性状を狂わせます。つまり、血液が汚れるわけです。その汚れた血液が細胞組織を刺激し、そこに炎症が起きます。これが発病です。このような流れで、心臓病も、糖尿病も、胃潰瘍も、その他一切の慢性病は起こります。その慢性病の最終段階がガンであり、ガンも他の病気と根本的には同じです。

この発病のカラクリさえ知っておけば、病気を治すことも予防することも決して難しいことではありません。病気——体に生じた病変は血液の汚れによって生み出された炎症なのですから、血液をきれいにすれば、自然に病気は治ります。そして、血液をきれいにするためには、腸の中で腐敗を起こさないことが第一なのです。

自然医食療法では、まず、この腸内で腐敗を起こす「肉、卵、牛乳」や発ガン物質である「三白食品（白米、白砂糖、化学塩、化学調味料）」を体内に入れないことからス

タートし、腸内に有用な細菌の繁殖を促進するために、発酵食品を摂り、血液中に溜まった毒素を排出するために野菜類を摂り、そして、細胞を元気にして、自然治癒力を高めるために玄米・雑穀ごはんを食べる、というシンプルな方法を確立しました。ですから、これは、ガンだけではなく、他のすべての慢性病も、まったく同じ方法で治すことができます。

もし、今まで、読者の皆さんがガンや慢性病を治せないでいたとしたら、それは皆さんのせいではありません。そもそもの治療方法が間違っていただけなのです。ですから、希望を捨てることなく、自然医食療法を始めてください。治らない病気など、決してないのですから。

補講　日本のゲルソン療法は、せめて「モリソン療法」と言うべし！

――ゲルソン療法について、森下敬一先生のお考えを伺いたいのですが……。

森下　私がゲルソン療法に初めて出会ったのは、昭和三二年頃で、大学の研究室の勉強会で、先輩がドイツ語で書かれた「ゲルソン療法」の論文を持って来られたときです。このゲルソン療法の初期論文をめぐり熱い議論をしました。ドイツ人・マックス・ゲルソンが提唱したこの療法には、いくつかの問題点があります。二〇年間の大学研究を終えて、一九七〇年、私がお茶の水クリニックを開業後の五～六年目に「今村光一」という、日本で最も早く英文のゲルソン療法を翻訳された優秀な翻訳家より、「森下先生にきちんとお伺いしたい事柄があるのですが……」との電話の後、訪ねて来られました。今村さんは都合三回、各一週間ほどの間をおいて来られました。最初は、「どうしても玄米を食べなければガンは治りませんか？」という質問で、私は「絶対に必要です」とお答えしました。何故かと言いますと、断食をすることがガン・慢性病治療の王道ですが、断食が無理な場合は、必要最低限の栄養補給をしつつ異化作用を継続する必要があり、そのためにも玄米は絶対不可欠である旨の話をしました（本書一九二頁注・参照）。
　ゲルソン療法理論の一つに、穀物の粒の中に存在する発芽抑制因子が穀物を食べたときに人体内でマイナスに働く可能性がある、というものがあります。今村さんはこの点の反証を確認したかったようです。私の大学研究室における実験結果でも、「米・野菜・小魚」食が、「パン・牛乳・肉」食よりも断然いいという結果を得てましたから、今村さんには穀類の大切さや玄米ご飯の炊き方、ゴマ塩の作り方なども丁寧に説明しました。

――今村先生が二回目に来られたときには、如何でしたか。

森下　二回目には、「果物・野菜のジュースを大量に飲むことに対してどう思いますか。どんどん飲んだ方がいいのではないですか」と質問されました。私は「季節によります。夏なら結構ですが、冬は避けたいですね」と答え、逆に「どんどんというのは、どれくらいの量を考えておられるのですか」と尋ねると、「二リットル」と。吃驚しました。水というものの性質や冷え症との関係などは全く考慮されていない。その一方で、「肉は当然ダメですよね」と、私が肉食を否定していることはもちろんご存知でした。野菜と魚介類については、葉菜類のビタミン類、根菜類のミネラル、魚も全体食ができるものが最良で、とりわけ天日で乾かしたものが良い――とアジの干物などの話も致しました。

――そして塩の問題が三回目だったんですね。

森下　三回目の訪問時に、「今村さんがここに来られたのは、ゲルソン療法のことで、森下療法との比較を考えられてるのですね」と申し上げたら、「そうです」とはっきり言い切られた。「日本で一番多くガンの食事療法を手がけられている森下先生の考え方をしっかりと勉強しておきたいと思って……」とも。「で、塩分はどうですか」というので「塩はアメリカやヨーロッパなど肉食の国では必要ないかもしれませんが、日本では必須です。塩を否定することは死ね！ということですよ」と言いましたら「アッハッハッハ」と笑われた。塩の重要性については、『古生代のデボン紀』に於いて、植物に続いて陸地で生息することができた動物は、「生理学的に海の環境を保つ――血液を限りなく〝海の状態〟に近づけてきた。腎臓が尿細管を通して水とナトリウムや他のミネラル類の再吸収作業を絶えず担ってくれた」――、そのお蔭です、と大雑把にそんな話をしました。

――最後に、ゲルソン療法では、生まれたばかりの仔牛のピューレを飲むことを推奨しているそうですね。

森下　元々のゲルソン療法では、まだ羊膜に包まれている新産児の仔牛を煮詰めてピューレをつくり、それを飲むように勧めています。これについては、ヨーロッパでもいろいろ議論があり、しばらくしてゲルソン氏自身が取り下げています。今村さんが三回目に見えたときに、仔牛のピューーレのことを尋ねると、彼は、「日本でそんなことを言ったら、ゲルソン療法そのものが否定されることになるでしょう。欧米でも批判があるんです」と。彼はそうした問題点をよく承知していました。

そして彼はそれから間もなくして千葉県の鴨川で〝ガン治しのゲルソン療法〟と銘打って「今村塾」を開き、私が話したことをひっくるめて〝アレンジしたゲルソン療法〟の普及を始めたのです。だからその実体の半分は森下療法ですね。

――そうですか、今村先生は、「ゲルソン療法」と、そのまま標榜するのでなく、せめて「モリソン療法」とすべきでしたね（笑）。

〔注〕人体の新陳代謝は、同化作用と異化作用から成り立っている。同化作用とは、食べ物が消化・吸収されて「体重が増えていく」「体が成長していく」場合の機能。発ガンは有害物質が蓄積して血液性状や体細胞機能が異常化した結果として引き起こされるもの。それゆえ、ガンを治す（消ガンを図る）には、「体の代謝を異化作用に傾ける」ことが不可欠。森下博士の「自然医学・消ガン理論」はここが出発点。ガン療法には、体を軽い断食状態に置き、体の新陳代謝を同化から異化作用に傾けなければならない。

おわりに

日本人への「肉食推奨」は米国の国家政策だった

私は血液生理学を究めようと、大学の研究室で来る日も来る日も顕微鏡をのぞいていました。そうした研究の中で、学校で教えられた「骨髄造血説」に疑問を抱き、「腸造血説」を唱え、それを確信する数々の証拠を得ました。

そもそも日本では、頭ではなく、おなか、つまり「腹」を重視していました。人のことを評するときに「腹のすわった人」だとか「腹黒い」といった言い方をしますが、これは、日本人が体の中でおなかがいちばん大切だということを、知っていたのだと思います。

敗戦後の日本は米国の「国民栄養改善運動」なる政策によって、肉食化を押しつけられ、政府もそれを推進してきました。

しかし、これは大きな誤りでした。

日本人に肉食はなじみませんし、それが、現在のように半病人だらけでガン・慢性病の多発国になる原因を作ってしまったのです。

これには実はウラがありました。第二次世界大戦中、米国は連合国軍側の食糧調達を一手に引き受けていました。国土の広い米国では、大規模農法が確立されつつあり、空から飛行機で種子や農薬をまいたりして、食糧の大量生産に成功していたからです。

ところが、日本の無条件降伏で戦争は終わりました。そこで困ったのは大量の食物を作っていた米国です。行き場のなくなった穀物が、あちこちに所狭しと積み上げられ、ブルーシートをかけて放置される状態になったのです。

そこで彼らが目をつけたのが、敗戦国・日本です。戦争で食物に飢えていた日本人に小麦粉のパンを与え、肉食化をすすめたのです。肉食化が進めば、家畜の飼料が必要になり、大量に余っている穀物を処分できる。彼らはそう考えたのです。その証拠に、戦後の学校給食はパンに牛乳、それに肉のおかずでした。お米を食べてきた日本人が、なぜ、学校でこのような給食を食べなければならないのか。よく考えてみるとすぐにわかることです。米国は日本人を肉食化することで、自国で生産過剰になった穀物や家畜など、いろいろなものを輸出したかったのです。

血液生理学を研究し、高タンパクの食品が腸の腐敗をもたらすことを知っていた私は、古来からの日本人の「玄米・菜食」主義が健康にとってベストであると考え、この肉食化政策に真っ向から反対し、各地で講演などを行っていきました。それが「自然食運動」の理論的な礎となり、全国で運動が展開されていったのです。

ガンに倒れたガンの専門家たち

一九六六（昭和四一）年四月七日。私は国会の衆議院科学技術振興対策特別委員会の「対ガン科学に関する問題」の参考人として招致されました。当時、増えつつあったガンに対して、どのような対策が必要かという意見を求められたのです。

そこで私は、西洋医学に基づく「ガンの常識」が間違っていること、赤血球がガン細胞に変化すること、穀・菜食がガンの予防や治療対策に有効なことなどを話しました。その後、一九六八年、一九六九年にも国会で意見を述べています。

当時、私はまだ若い血液生理学研究者の一人でした。その国会の場には、がん研究所の所長や国立がんセンターの総長など、西洋医学のガンの権威たちも招かれていました。彼らは私の意見に対し「間もなくガンをやっつける薬も完成します」というような大言壮語をして、まったく耳を貸さなかったのです。そして、私の理論は異端とみられるようになりました。

やがて、このガンの権威の諸先生方が、数年間に次々とガンで亡くなられたことからしても、彼らが実はガンについて何ら正しい知識を持っていなかった——ということの証明になるのではないでしょうか。

このような経緯から、日本のガン治療の方向性は決定的に間違った方向に舵を取ることになり、それは現在もまだ変わってはいません。

『マクガバン・レポート』の衝撃

二〇世紀文明のトップを走ってきた米国では、レイチェル・カーソンの『沈黙の春』によって警告されているように、行きすぎた物質偏重のほころびが、早い段階から見え始めていました。

食生活の面においても、牛乳、スクランブルエッグ、白パン、ステーキという、いわゆるアメリカンスタイルを確立させ、フライドチキンやハンバーガーのようなジャンクフードを世界中に進出させて、日本をはじめ、多くの国の食生活を変えてきました。

ところが、国内ではガンや脳卒中、心臓病などの慢性病が蔓延し、国としても見過ごせない状況に陥っていました。そこに登場したのが有名な『マクガバン・レポート』です。

これは、ガンや慢性病の増加によって、米国人の健康が脅かされ、医療費の高騰で国家財政の危機が叫ばれ始める中で、国家の威信をかけてその原因を追求し、対策をまとめた五〇〇〇ページにも及ぶ膨大なレポートです。大統領候補にもなったマクガバン上院議員を委員長に、二年にわたる世界的な調査の結果、一九七七年に発表され、全世界に衝撃を与えたものです。

その内容は、簡単に言いますと「米国をはじめとする先進国の食事は、脂肪や動物性タンパク質が過剰であり、これがガンやその他の慢性病の原因となっている。健康を回復し、保つためには、未精白の穀物と野菜を中心とした食事に切り替えなければならない」というものでした。そして、最も理想的な食事として、なんと、元禄時代以前の日本人の伝統的な食事がそれであることも明記されているのです。

私はこのレポートに先駆けること一〇年、日本の国会において食物とガンの関係、ガンの予防と治療には穀物・菜食が必須不可欠であるということを証言しています。このレポートによって、私の理論が正しかったことがついに証明されたのです。

このレポートの発表以降、一九八二年には全米科学アカデミーが「これまでのガン研究の方針を改め、食事との関係を明らかにするよう勧告する」とした

『NRCレポート』、一九九〇年にはアメリカ議会技術評価局（OTA）に設置されたガン問題調査委員会が、ガンに対する民間療法や食事療法の研究を積極的に進めるよう、各大学、研究機関に求めた『OTAレポート』、一九九二年には、高脂肪食の発ガンのリスクを明らかにした第二次『NRCレポート』などが発表されています。

さらに一九九七年には、米国ガン研究財団と英国の世界ガン協会が共同で「未精白の穀類を主食に、野菜を副食とした食事で、ガンの三〇～四〇パーセントは防ぐことができる」とした『食物・栄養とガン予防』というタイトルのレポートが発表され、世界の流れは確実に「穀・菜食」に変わってきています。

そういった流れの中で、米国人は低カロリーの日本食を好む傾向が強まり、実際、ガンの罹患・死亡率も減ってきています。ところが、日本では、まだこの問題に対する認識が甘く、お粗末と言わざるを得ない現状です。

西洋医学以外の選択肢を認めない日本

その国にはその国の気候風土に適した食習慣があり、伝統医学があります。たとえば、お隣の国・韓国では韓国の伝統医学に西洋医学と同等のライセンスを与えています。また、中国には中医学が、インドにはアーユルベーダなどがあります。

日本にも漢方をはじめ、すぐれた民間療法がありましたが、明治維新以降、医学として認められているのは西洋医学ただ一つです。二〇〇九年の政府の「事業仕分け」の際にも、漢方薬の保険はずしが決定し、その後、多くの国民からの署名によって、保険はずしを見送ったという経緯がありました。どうしてここまで伝統的な医学を排除しようとするのか……?それは、製薬メーカーや医療業界の思惑が複雑に絡み、自分たちの既得権、権威をなくさないように動いている者たちがいるからです。

ともあれ、西洋医学であろうと東洋医学であろうと、そして、自然医学も含め、患者さんに選択の余地を与えない現在の医療システムによって、意にそぐわない治療を受け、苦しんでいる患者さんは大勢いらっしゃいます。そうした方々も含めて、日本には「ガン難民」という言葉まで生まれています。いつまでもこんなことがまかり通っていていいはずがありません。

現代医学と代替療法のはざまで

日本でも最近になって「生活習慣病」という概念が一般の人々にも定着するようになり、腹囲を気にし、メタボリック症候群を恐れる方が増えてきました。病気の原因は外にばかりあるわけではなく、普段の食事、運動習慣など、自分自身の生活習慣の中に病気の原因が存在するのだということが、日本の医学界でもようやく認められてきています。

しかし、そのすすめる食事の内容といえば「肉を少し減らして、野菜をもう少し増やしましょう」といったレベルのもので、私が提唱している自然医食理論からすれば、とうてい十分とは言えない内容です。

ガン治療においても、手術や抗ガン剤、放射線など、過酷な方法に対する批判が大きくなり、代替医療の研究も盛んになってきています。これは現代医学の枠から一歩踏み出し、人間の自然治癒力を回復させて健康を取り戻すという正しい方向への変化という点では大いに評価できます。理論的に不明な点があったとしても、効果がある療法であれば、民間療法や食事療法であっても大いに取り入れていこうということでしょう。

しかし、いまだ片足を現代医学理論という枠組みの中に突っ込んだままの、見切り発車といった感は否めません。その証拠に、現在、ベストセラーとなっているガン治療の指南書は、ドイツのゲルソン療法を元にした日本人にはそぐわない方法だったり、ガンの専門家とはいえない外科医達による書物だったりするわけです。

このままではいずれ、現代医学と代替医療のはざまで、患者さん自身が引き裂かれてしまう危険性も考えられます。その証拠に、私のクリニックで治療を始められても、親族に医者がいたりする方は、途中で自然医食療法を中止してしまわれる方が非常に多いのです。

本書を読んでくださった読者の皆さんが、本当の健康とは何か、ガンの治療や予防に必要なことは何かということに気づかれ、健康な体を手に入れられるための一助となることを祈念し、ここに筆を置きたいと思います。ありがとうございました。

森下敬一

著者
森下敬一《もりしたけいいち》

医学博士。1928年生まれ。1950年東京医科大学卒業。国際自然医学会会長、グルジア国立医科大学名誉教授を務める。「腸管造血説」（1960年）「経絡造血説」（2004年）の提唱による新しい血液生理学を土台にした自然医学や、30年来の長寿郷調査によって国際的評価を今も得ている。1970年開設の『森下クリニック』では「癌・慢性病の自然医食療法」を実践していた。著書に『ガンは恐くない』（文理書院）など約90冊がある。2019年没。

ガンは食事《しょくじ》で治《なお》す

2018年12月 5 日　初版第一刷発行
2023年12月30日　初版第二刷発行

著者　森下敬一《もりしたけいいち》
発行者　鈴木康成
発行所　KKベストセラーズ
〒112-0013
東京都文京区音羽1-15-15
シティ音羽２階
電話03-6304-1832（編集）　03-6304-1603（営業）
印刷製本　錦明印刷
DTP　三協美術
装丁　フロッグキングスタジオ

ISBN978-4-584-13896-0 C0095